10代のための
人見知りと社交不安のワークブック

人付き合いの自信をつけるための認知行動療法とACTの技法
（アクセプタンス＆コミットメント・セラピー）

〈著〉ジェニファー・シャノン
〈イラスト〉ダグ・シャノン
〈序文〉クリスティーン・パデスキー

〈訳〉小原圭司

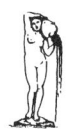

星 和 書 店

Seiwa Shoten Publishers

2-5 Kamitakaido 1-Chome
Suginamiku Tokyo 168-0074, Japan

The Shyness & Social Anxiety Workbook for Teens

CBT and ACT skills to help you build social confidence

Jennifer Shannon, LMFT

Illustrations by Doug Shannon

Foreword by Christine Padesky, PhD

Translated from English by
Keiji Kobara, MD

English Edition Copyright © 2012 by Jennifer Shannon, and New Harbinger Publications,
5674 Shattuck Avenue, Oakland, CA 94609
Japanese Edition Copyright © 2013 by Seiwa Shoten Publishers, Tokyo

訳者まえがき

　この本は，人見知りの問題や，人と交わるのが不安な「社交不安」といわれる問題に悩んでいる10代の若者の方が，書き込みながら自分でトレーニングを行っていくことで，それを克服することができるように作られたワークブックです。

　人見知りや社交不安の問題に対しては，不安を引き起こす自分の考え方のクセやパターンに気づいて修正していく「認知行動療法」，不安になる状況に少しずつ心と体を慣らしていく「エクスポージャー」，自分がほんとうに大切にしていることは何かを意識することで苦手なことに進んで立ち向かう力をつける「ACT（アクセプタンス＆コミットメント・セラピー）」などが有効と言われていますが，この本の中では，これら3つの技法がわかりやすく説明され，無理なく練習できるように工夫されています。

　読み進めながら，鉛筆マークのあるところでは，指示に従って実際に書き込みをしてみてください。また，「エクスポージャー」の練習と，その前後で表に必要なことを書き込む部分は，人見知りや社交不安を克服するために特に大切なところですから，ぜひ書き込みと練習をしてみてください。

　一章一章，あせらずに，書き込みや，エクスポージャーの練習をしながら読み進めることで，きっと人見知りや社交不安の克服をすることができることでしょう。

序　文

　不安なとき，私たちはしばしば，自分が一人で苦しんでいると考えがちです。混乱しているのは自分だけで，ほかの人はみんな強くて自信にあふれていると考えます。これは正しくありません。ほとんどすべての人が，なんらかのことについて不安をもっています。クモが怖い人もいれば，いろいろなことについて心配をする人もいます。そして，スピーチをしたり，新しい人と会うことについて不安になる人もいます。

　うれしいことに，不安を克服するにはどうしたらいいかについて，たくさんのことがわかっています。認知行動療法と呼ばれる心理療法が，大部分の人の不安を克服するのに役立ちます。認知行動療法は，感情がどのように働くか，そして人が気分よくなるためには何をしたらよいのかということについての研究に基づいた治療法です。認知行動療法は，うつや，不安や，ほかのさまざまな問題に対して，役に立つスキル（技法）を教えてくれます。こういったスキルは練習が必要ですが，だれでも学ぶことが可能です。

　そこで，この本の出番です。この本は，人付き合いをするときの不安である「社交不安」や，人見知りを克服するにはどうしたらよいかを，具体的に教えてくれます。本書の中にあるワークシートに記入して，すすめられている課題をやってみてください。そうすることで社交不安を克服でき，気分もずっと良くなるでしょう。

　エクササイズ（練習課題）によっては，不安になることもあるでしょう。それはいいことです。なぜかというと，不安というものは，それを避けるのではなく，近づいたときにだけ，小さくなることがわかっているからなのです。エクササイズをやりやすくするために，スモールステップ（小さな一歩）についての説明がついています。それにより自信が生まれてきます。

　類書は，大人に向けて書かれているものがほとんどです。それはとても残念なことです。なぜかというと，10代の若者こそ，大人よりも不安であることが多いからです。それで，私は，ジェニファー・シャノンから，この本を10代の若者に向けて，夫といっしょに書いていると聞いて，大変うれしく感じました。ジェニファーは，たくさんの10代の若者に対して，社交不安を克服する手助けをしてきた，大変すぐれた認知行動療法のセラピストです。そして彼女の夫は，非常にすぐれたアーティストですが，そのことは，この本をパラパラとめくれば，すぐにわかることです。ふたりがチームを組んで，社交不安とは何か，そしてそれをどう克服できるかということを明

快に説明してくれています。

　地図があれば，小さな一歩一歩の歩みでも，すばらしい場所にたどり着くものです。もし人付き合いをしていて不安になったら，この本が，あなたの地図になってくれます。一度に一歩ずつ歩んでいきましょう。そうすれば，今年はあなたを怖がらせていたようなことが，来年には簡単にできているようになるでしょう。不安がしぼんで小さくなったら，どれだけたくさんのことをやることができるか考えてみてください！この本を読んで，中で述べられているヒントに従ってください。自信をもてるようになる日は，もうすぐそこまで来ています。

『マインド・オーバー・ムード：考え方を変えて気分を変えよう』の共著者
認知療法センター（カリフォルニア州ハンチントンビーチ）所長
クリスティーン・パデスキー博士

もくじ

訳者まえがき　iii
序文　v
はじめに　1

第 **1** 章　人と交わるのが不安（社交不安）　チャンスを逃していませんか？　2

少し人見知りであることと，社交不安の問題をかかえていることとのちがいは何でしょう？　実は，それは不安のせいでさまざまな状況を回避し，そのせいでチャンスを逃しているかどうかで決まります。あなたが社交不安の問題をかかえていたとしても，自分が一人ではないということを理解していることが大切です。

第 **2** 章　「どうして自分が？」　社交不安の起源　6

人見知りなことは，あなたの落ち度ではありません。社交不安には，3つの主な原因があります。つまり，遺伝，どう育てられたか，そして，不安の引き金になりうる，気が動転するような出来事の3つです。こういったことがあなたの問題の原因になっている可能性があります。

第 **3** 章　鎖のようにつながっている3つのもの　思考，気持ち，行動　11

この本は認知行動療法の理論に基づいて書かれています。認知行動療法は，我々の思考，気持ち，行動のあいだの関連を理解する手助けをしてくれます。人見知りな10代の若者が行う回避行動は，不安な気持ちからひきおこされます。そしてこの不安な気持ちは，自然発生的で，しばしば意識されていない，自動思考から誘発されます。

第 **4** 章　ひどいゆがみ　あなたが考えることすべてを信じ込むのはやめよう　25

回避行動につながる自動思考は，しばしば不正確でゆがんでいます。この章では，社交不安をかかえる人がもつ6つの代表的なゆがみについて説明します。自分の思考がゆがんでいることを理解することは，自分の思考を疑うことを始めてみる手助けになります。

第 **5** 章　価値のコンパス　完璧主義者の道をはずれて，人跡未踏の地へ　38

まちがいをおかさないことがほんとうに大切なことですか？　この章では，社交上の完璧主義をめざすことがどんなに非現実的なことかについて説明します。そして，自分自身にとっての価値をコンパスとして使って，あなたが自分の人生をどう生きるかを導いていく手助けをします。

第 **6** 章　私は何を考えていたのか？　事実の確認と価値のテスト　47

あなたの思考を評価するには2つの方法があります。ひとつはその思考がどれだけ正確かを調べる方法，もうひとつは，その思考が，あなたを回避の方向と，自分にとっての価値の方向の，どちらに導いているかを確かめる方法です。

第 **7** 章　あなたの思考に言い返す　挑戦し，うまく適応的に対処できるように，あなたの脳を訓練する　56

いったんあなたが自分のゆがんだ思考をつきとめたら，あなたは，自分の不安を減少させ，自分にとっ

て恐ろしい状況に直面することを助けてくれるような，別の考え方を思いつく方法を学ぶ準備ができているということになります。

第8章 危険に身をさらす，エクスポージャーのはしご　回避から行動へ　61

社交不安を克服するには，あなたは自分の恐怖に直面する必要があります。自分の思考に挑戦し，自分が求める人生を生きるためには，これ以上の方法はありません。しかし，心配しないでください。あなたは，一番恐ろしい状況から取りかかる必要はありません。この章では，あなたがこれまで避けてきた状況を，どうやって直面可能な状況に変えていけるかをお伝えします。

第9章 はしごをつかめ！　エクスポージャーのはしごにしっかりつかまろう　69

この章で，あなたは，エクスポージャーを成功させるために，適応的な対処の戦略を発展させ，現実的な目標を用いることを学びます。

第10章 ベラのはしご　エクスポージャー，エクスポージャー，エクスポージャー　80

この章では，社交不安をもつ10代の若者であるベラが，はしごを一段ずつ登るように，自分の赤面恐怖と直面していく様子を見てみましょう。

第11章 トラブルシューティング　つまずいたときどうするか　98

あなたが不安になりすぎて，エクスポージャーをやれる気がしなくなったとき，どうすればよいでしょう？　起きるのではないかと恐れていたことがほんとうに起きたらどうしたらよいでしょう？　こういったことはよくあることです。そして，この章では，そういった問題に適応的に対処する戦略をお伝えします。

第12章 さらなる高みへ　どうやって過ちはあなたをより強くするのか　107

あなたの恐怖にまっこうから直面することは，ほんとうにあなたの社交不安を克服する手助けになります。自分が思っていたより，ずっと上手に自分が対処できることがわかるでしょう。このことを理解することで，あなたは自分の人生を楽しみ，自分自身のルールに従って生きることができるようになるでしょう。

結論　111

付録

　A　10代の若者と保護者の方へ　治療と薬物療法について　113
　B　役に立つ資源　117
　C　トイレの問題（Paruresis）　118
　D　ほかのよくあるタイプの不安　121

はじめに

　スイッチをカチッと切るように人見知りなところをなくすことができたとしたら，どんなにすばらしいことでしょう。ほかの人が自分のことをどう考えているのだろうか？　と，もう心配することはありませんし，ほかの人の前できまり悪く思うこともありません。ほんとうにリラックスして気楽な，自信にあふれた気持ちになれるでしょう。そしてあなたは，ほかの人が，みなそういうふうな気持ちでいると思っているかもしれませんね。

　残念なことに，不安をすっかり取り除くことはできないのです。不安は人間の本性の一部であり，だれもが不安をもちあわせているのです。脳の一番古くて原始的な部分，いわゆるハ虫類の脳として知られている部分は，われわれ人間がほかの多くの生物と同様にもちあわせている部分です。ハ虫類の脳が危険を感じると，神経系の一部を活性化させ，脳の持ち主に不安を感じさせます。不安を感じるからこそ，危険を避けることができ，危険な目にあわなくてすんでいるのです。

　私たちの神経系は，私たちに，ほかの人と触れあう際，いつ気をつけている必要があるかを教えてくれるように設計されています。自分が知らないだれかと会話を始めるときや，授業中に質問をするときには，だれでも少しだけ神経質になりますし，人見知りな10代の若者であれば，こういう状況では不安を感じるものです。10代の若者の中には，ひじょうに高い不安を感じるために，他人と交わる状況を避ける人がいます。本書は，不安にふりまわされ，不安の言うとおりにしてしまっていると感じている人のために書かれたものです。

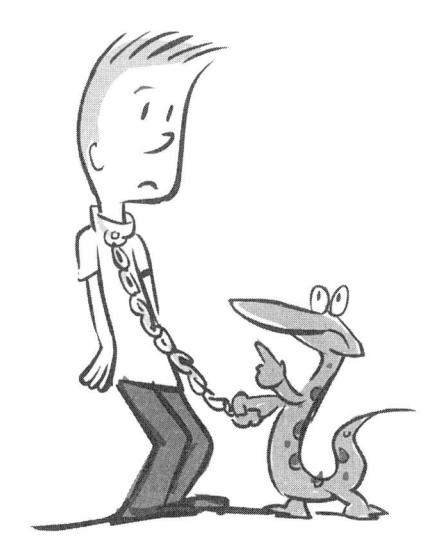

第1章 人と交わるのが不安（社交不安）
チャンスを逃していませんか？

　学校や，レストランや，パーティー会場で，まわりの人が自分のことをばかみたいだと思っているのではないかと心配になることはありませんか？　ほかの人に笑われているんじゃないかと思ったりしませんか？　恥ずかしくなったり，ばつの悪い思いをするようなことをしてしまうんじゃないかと心配になることはありませんか？　もしそうなら，あなたは，人と交わるのが不安という，「社交不安」に苦しんでいる，20人に1人はいる10代の若者のうちのひとりということになります。

　ほかの人から観察されたり，否定的な判断を受けるのではないかと心配をすることは，10代の若者にとって正常なことです。ほとんどすべての人が，人と交わったり，人前で何かをするときには，神経質になったり，怖くなったり，うろたえたり，落ち着かなくなったり，ばつの悪い思いをしたり，恥ずかしく思ったりしたことがあります。

　社交不安を理解して，どうすればいいのかを学んでもらうために，4人の社交不安の若者，リズ，アレックス，ベラ，ブランドンに登場してもらいましょう。

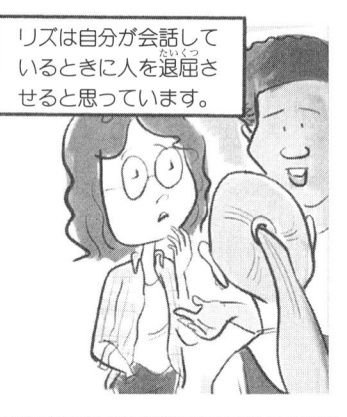

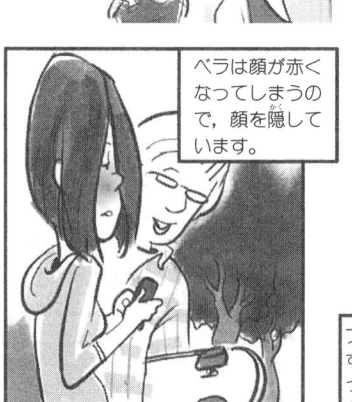

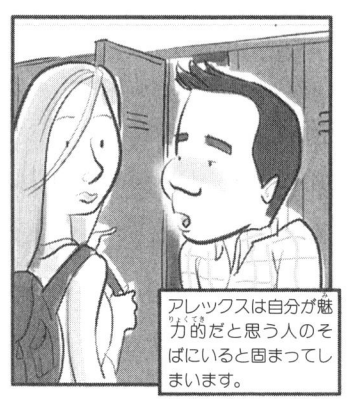

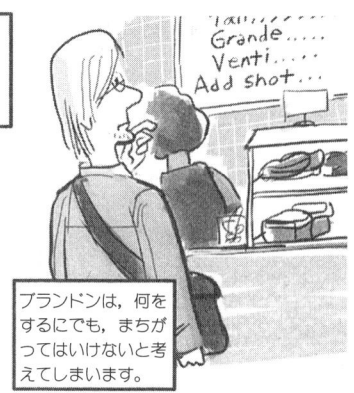

> リズは自分が会話しているときに人を退屈させると思っています。

> アレックスは自分が魅力的だと思う人のそばにいると固まってしまいます。

> ベラは顔が赤くなってしまうので，顔を隠しています。

> ブランドンは，何をするにでも，まちがってはいけないと考えてしまいます。

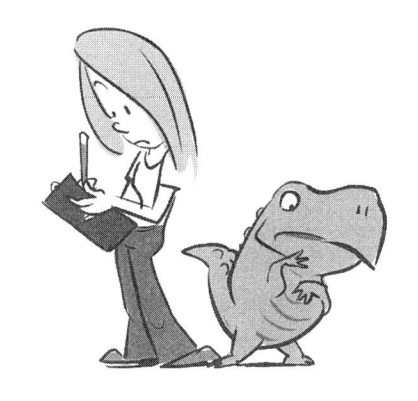

ここに、社交不安をひきおこす可能性のある、よくある例をいくつかあげてみました。不安な気持ちになる状況にチェックマークをつけてみましょう。

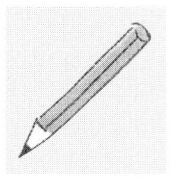

- [ ] 電話に出ること、電話で話すこと
- [ ] 教室で質問に答えること
- [ ] だれかをいっしょに遊びに行こうと誘うこと
- [ ] パーティー、ダンス、学校の行事に参加すること
- [ ] ほかの人の前で、顔が赤くなったり、手がふるえたり、汗をかいたりすること
- [ ] ほかの人の前で食事をすること
- [ ] ほかの人がすでに席に着いているときに部屋に入ること
- [ ] クラスで、みんなの前で、レポートを提出したり、音読をしたりすること
- [ ] デートに行くこと
- [ ] 自分の写真を撮られること
- [ ] だれかを自宅に招くこと
- [ ] 体育の授業に出席すること
- [ ] 公衆の面前で演劇の役を演じたり、楽器の演奏をしたりすること
- [ ] 大人と話すこと
- [ ] 会話を始めたり、会話に加わったりすること
- [ ] 会ったことのない人や、あまりよく知らない人に話しかけること
- [ ] 携帯メールを送ること
- [ ] 学校や公共の場所でトイレに行くこと
- [ ] 学校の校舎などの大きい建物の廊下を歩いたり、自分のロッカーのそばでたむろすること
- [ ] 10代の若者のグループといっしょに働くこと
- [ ] ホワイトボードや黒板に字を書くこと

おそらく,これらの引き金になる状況のうち,あてはまるものがいくつかあるでしょう。そうだとしたら,それで社交不安があるということになるでしょうか？　必ずしもそうではありません。10代の若者にとって,いろいろな状況で,不安に感じたり,自分が器用にふるまえないように感じることは,正常なことです。時間がたち,経験を積むにつれて,多くの社交的,対人的な問題は自然に治るものなのです。

　社交不安かどうかのほんとうの見きわめ方は,ある状況で不安に感じるか感じないかではなく……

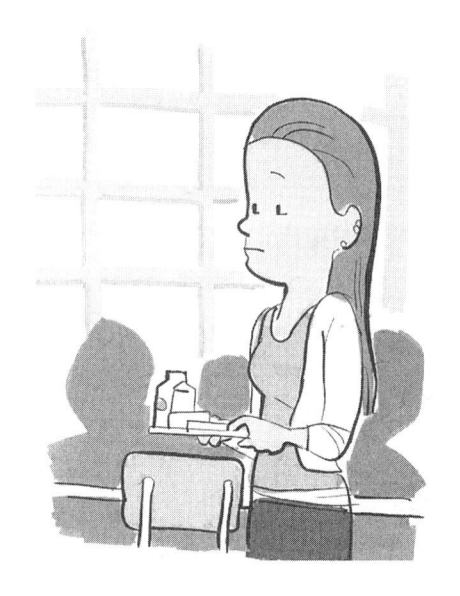

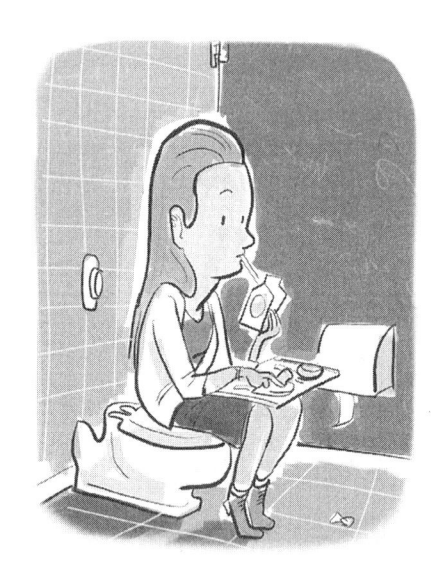

……その状況を避けるために,自分の生き方をねじ曲げているかどうかなのです。

自分を居心地悪くさせるような状況を避けながら，社交不安をもったまま生きることもできます。でもそれでうまくいっているようでしたら，この本を必要としないでしょう。

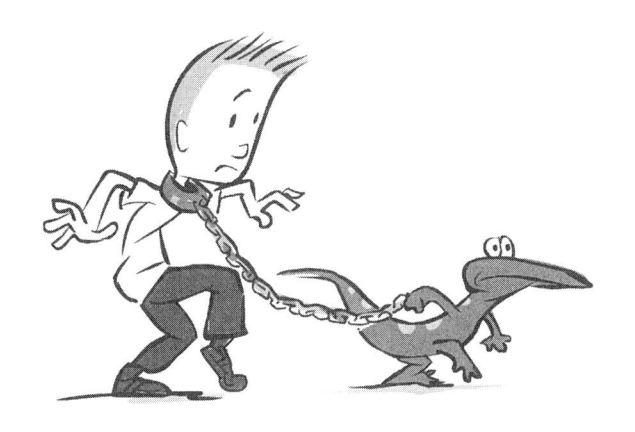

第2章 「どうして自分が？」
社交不安の起源

　不安は私たちが生きのびるために必要な道具で，科学者が「適応」と名づけているものです。私たちは脳の原始的な部分，つまりハ虫類の脳を，何千，何万年ものあいだ，突進してくるイノシシから，交通量の多い交差点にいたるまでの，さまざまな脅威から身を守るために用いてきました。

　私たちに不安が必要なのは，ちょうど家に火災報知器が必要なのと同じです。つまり，私たちに危険を知らせるためなのです。しかし，社交不安をかかえる10代の若者の火災報知器は，家でだれかが卵焼きを作ったりトーストを焼いたりするたびに鳴りひびいてしまっているのです。

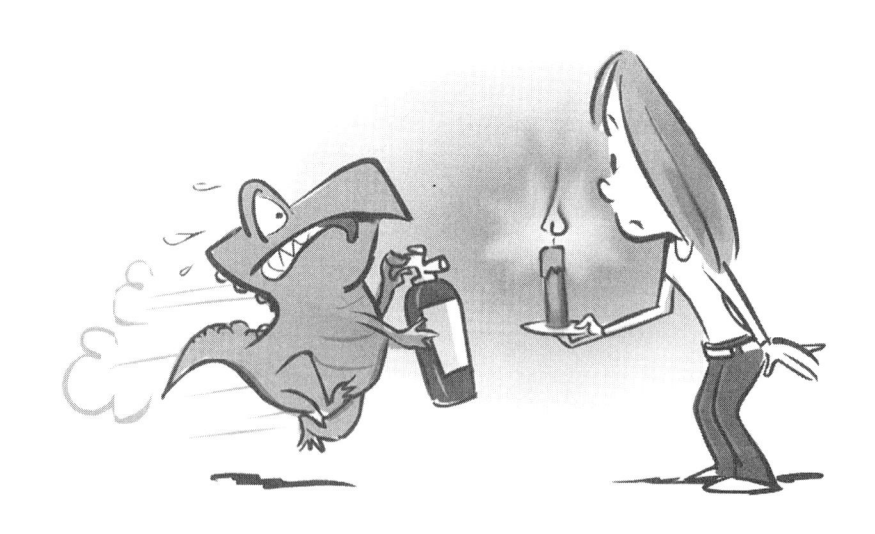

　ではなぜあなたの火災報知器は超敏感で，ほかの人の火災報知器はそうではないのでしょうか？　社交不安には，3つの原因があります。あなたにはその1つがあてはまるかもしれませんし，3つ全部があてはまるかもしれません。いずれにせよ，どの原因も，あなたのせいではないのです。

遺伝的性質

　この性質をもって生まれたのはあなただけではありません。自分の家系図を木にたとえるとして，その木をゆすって確かめてみましょう。きっと，おじさんとかひいおばあさんとか，もしかしたら両親のどちらかが，あなたと同じような不安症の性質をもっていることがわかるでしょう。彼らは完全に社交不安にあてはまるとまではいかないかもしれませんが，気をつけて見ればわかる程度には，そういう性質をもっているのです。科学者たちはまだ社交不安の遺伝子を発見してはいませんが，ちょうど青い目や巻き毛のように，不安も世代から世代へと受け継がれるものなのです。

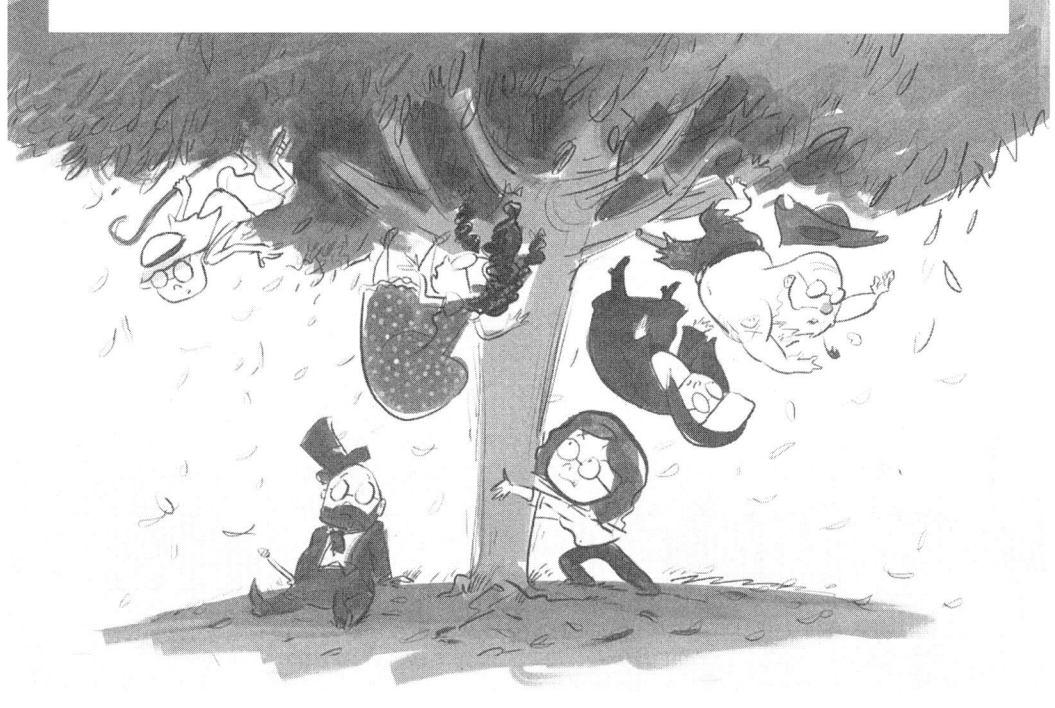

　人と交わるような状況で，不安になる性質をもっていたと思われる親類の人を書き出してみましょう。そうではないかとあなたが推測している人でもかまいません。

　_____
　_____
　_____
　_____

＊人見知りに加えて，ほかにもたくさん，あなたや親類の人が経験しているかもしれない不安にかかわる問題の種類があります。この本のうしろの付録Dに，こうしたよくある不安のリストがあげてあります。

親を手本にして学習すること

　ご両親は人と交わることがにがてですか？　ほかの人にいい印象をあたえようという考えで頭がいっぱいになっていますか？　もしご両親が，注意深すぎたり，人見知りすぎたりするようであれば，それを手本にして学習したことがあなたの社交不安に影響しているということはじゅうぶんありうることです。

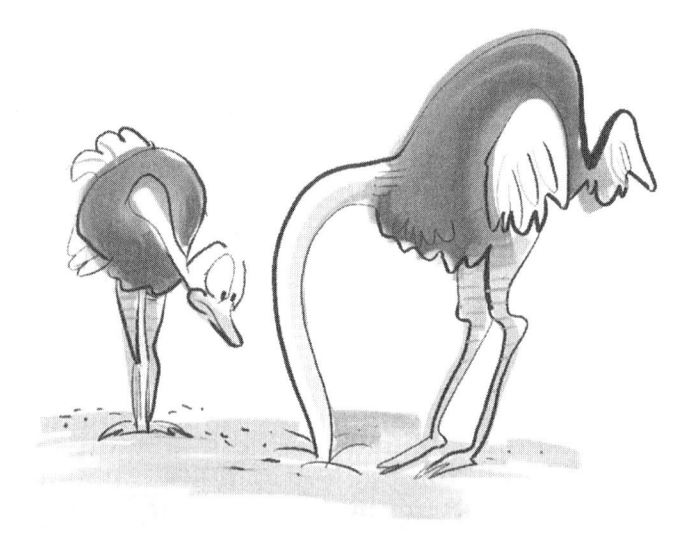

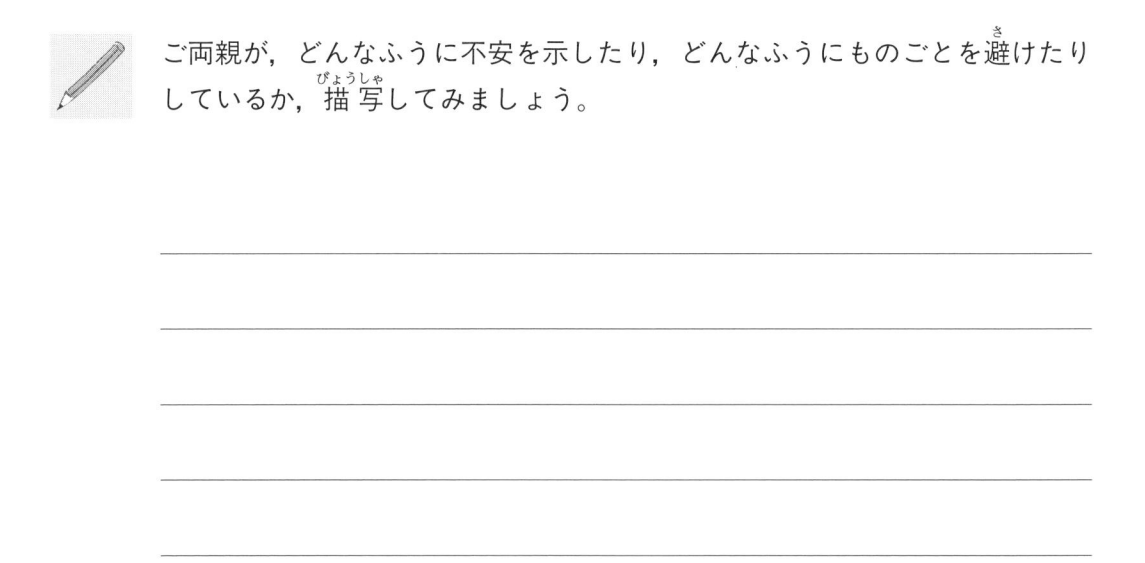

　　ご両親が，どんなふうに不安を示したり，どんなふうにものごとを避けたりしているか，描写してみましょう。

_____

_____

_____

_____

_____

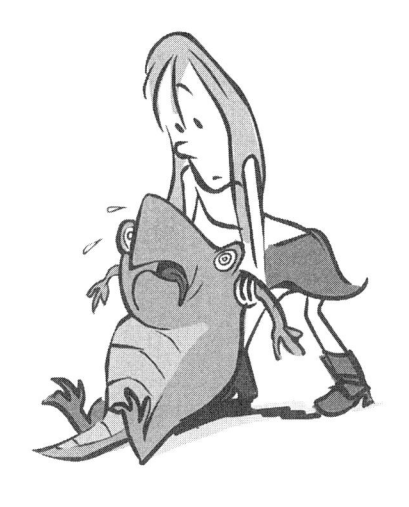

気が動転するような出来事

　どんな人でも，学校での発表会や劇で，セリフを忘れたことがあるものです。たいていの人にとっては，そういった経験は笑い話になりますが，社交不安の人にとっては心の傷（トラウマ）となるような大惨事なのです。社交不安の人にとっては，ふたたびセリフを忘れるのではないかと心配するあまり，教室で名前を呼ばれたり，口頭で発表することがほんとうに怖いことなのです。

　心の傷になっている出来事は，人によってちがうでしょうが，次のようなことがあります。教室でまちがった答えを言ってしまったこと，ほかの人がみんな呼ばれているパーティーに自分だけが呼ばれなかったことに気づいたこと，たいして好きでもない人のことを好きだといううわさが流れたこと，意地の悪い先生がクラスのみんなの前であなたに恥をかかせたこと，などがあるでしょう。

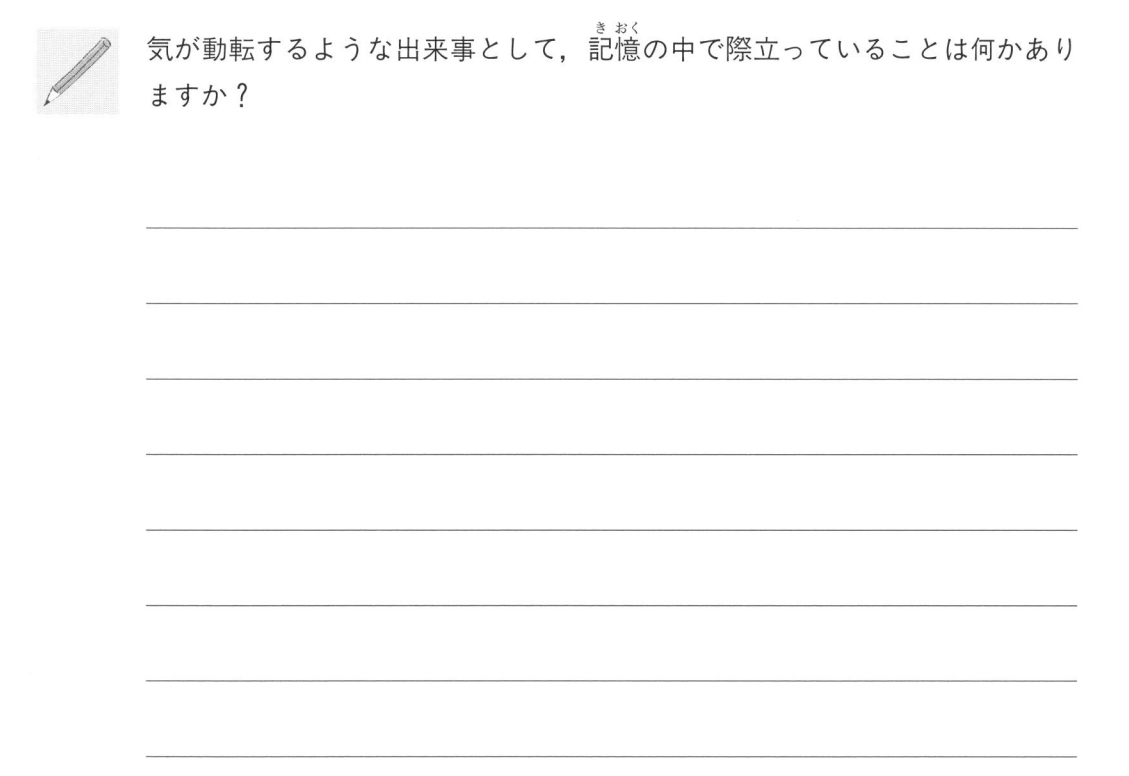

気が動転するような出来事として，記憶の中で際立っていることは何かありますか？

_____
_____
_____
_____
_____
_____
_____

残念なことに，私たちは過去を変えることはできません。ですから，気が動転した出来事や，ご両親を見習って学習したことや，遺伝子は，永遠にそのままです。うれしいことに，人見知りのもとになっている原因がなんであれ，解決法は同じです。不安は手なずけることができるのです。つまり火災報知器の感度を弱めることができるのです。そうして必要なときにだけ不安，つまり火災報知器が働いて，必要でないときには働かないようにさせることができるのです。

第3章 鎖のようにつながっている3つのもの

思考，気持ち，行動

シナリオ：アレックスは，ジネルが学校の廊下でこちらに向かってくるのに気づきました。ジネルは，アレックスが魅力的だと感じている女性です。アレックスは，頭を素早く自分のロッカーの中に突っ込んで，本を探しているふりをします。数秒後，ジネルは角を曲がって，危機は去りました。

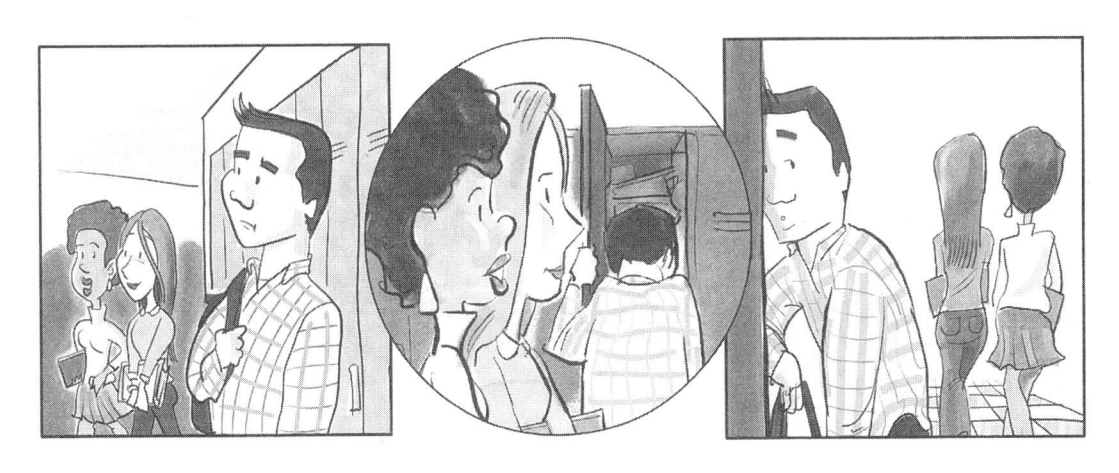

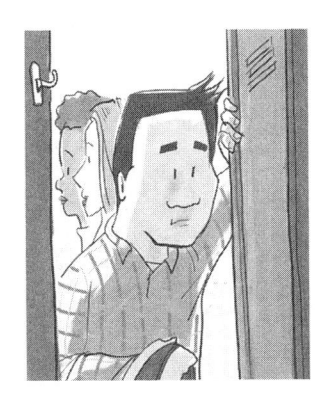

ここで実際に起きていることはどんなことでしょう。もしも社交不安をなんとかしたいのであれば，一連の出来事のつながりがはっきりわかるように，起こっていることを分析しなければなりません。まず，目で見てわかること，つまりアレックスの行動から始めてみましょう。アレックスは頭をロッカーの中に突っ込んでいますが，これは明らかに，自分が好意をもっている人との接触を避けるためです。この行動はアレックスのためになっているでしょうか？　どうしてアレックスは，自分が好きな人と知り合いになるチャンスを減らすようなやり方でふるまうのでしょうか？

もしたずねられたら，アレックスは，「ぼくはロッカーにある本が必要だったんだ」とか説明するでしょうが，もしアレックスが自分や他人に対して正直であれば，「ジネルを見たときに居心地の悪い気持ちがしたから」と言うことでしょう。アレックスはこの不快感を，「不安」「うろたえた」「落ち着かない」「ばつが悪い」「怖い」などと表現するかもしれません。

気持ち

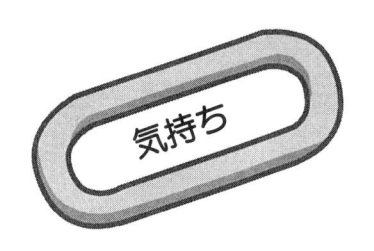

　この本では，気持ちというときには，感情と体に起きている反応の両方を指すことにします。ここに人見知りな10代の若者が感じることの多い感情をあげてみます。

ばつが悪い——自分がばかみたい，恥をかいた，自意識過剰
不安——心配，うろたえた，神経質な，おびえた
劣等感——自分には価値がない，力不足だ，欠点がある，落ち着かない
孤独——愛されていない，求められていない，拒絶されている，ひとりぼっち，見捨てられている
希望がない——勇気を打ちくだかれた，悲観的な，打ち負かされた
恥ずかしい——深く後悔している，悪い，罪を犯した
悲しい——ゆううつな，元気のない，落ち込んだ，不幸な
挫折した——苦境におちいった，くじけた，打ち負かされた
嫉妬した——ねたんだ，疑り深い
混乱した——まごついた，困惑した，どうしたらいいのかわからない
傷ついた——傷心の，うろたえた，傷つけられた
失望した——がっかりした，幻滅した，落胆した
怒った——怒り狂った，うらんだ，腹を立てた，いらいらした，気が動転した，かんかんになった

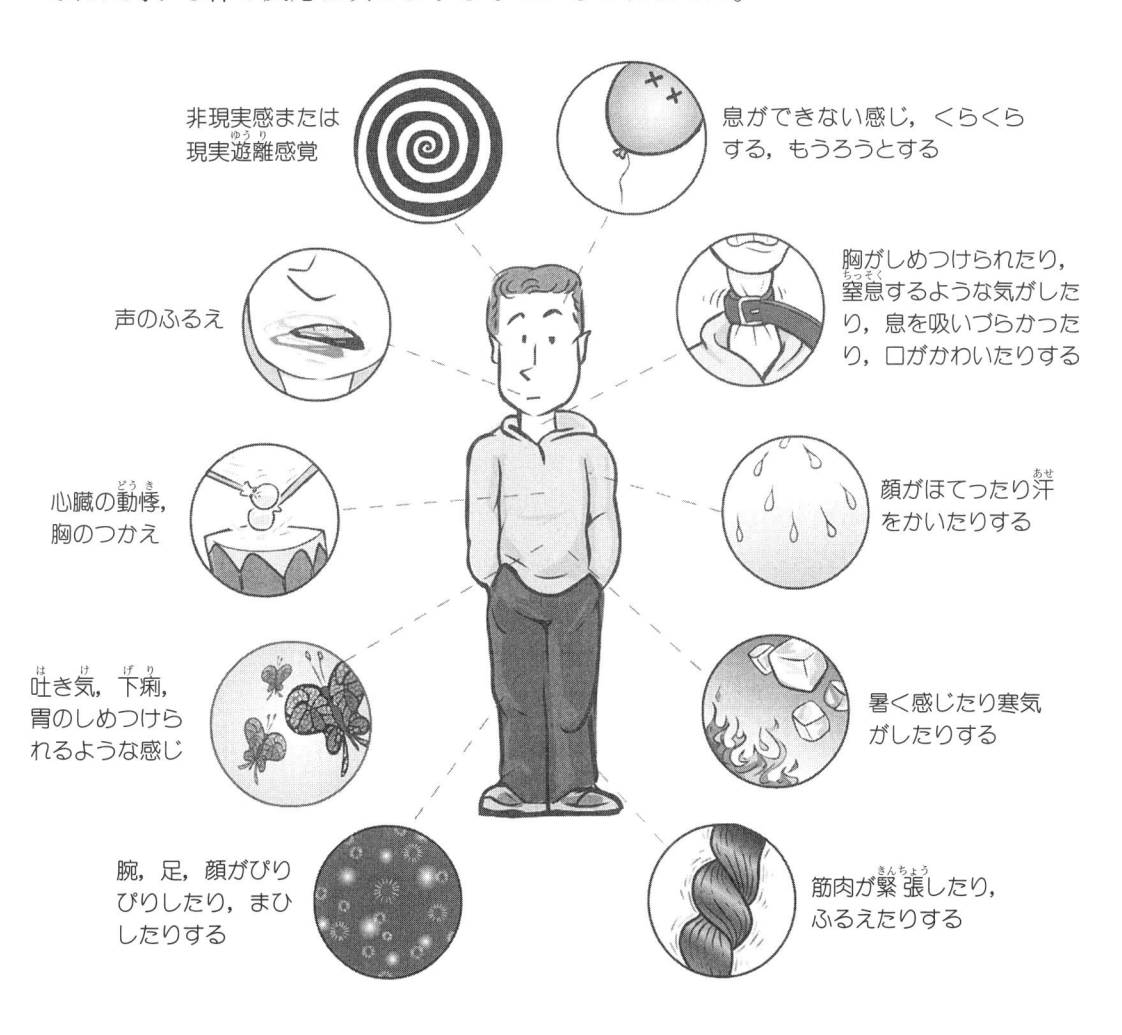

感情以外の，もうひとつの「気持ち」は，体の中に感じる感覚です。こういう感覚は，すべての種類の不安にともなって起こりますが，とくに重要なのは，社交不安をもつ人に起こるものです。——汗をかいたり，顔が赤くなったり，声や手がふるえたりという——自分の体の症状に他人が気づいて，あなたのことを否定的に判断するのではないかと心配したことはありませんか？　人が自分のことを批判するのではないかと心配しているときには，あなたの心は，あなたの体に危険信号を送っています。それに対する体の反応は次のようなものかもしれません。

- 非現実感または現実遊離感覚
- 息ができない感じ，くらくらする，もうろうとする
- 声のふるえ
- 胸がしめつけられたり，窒息するような気がしたり，息を吸いづらかったり，口がかわいたりする
- 心臓の動悸，胸のつかえ
- 顔がほてったり汗をかいたりする
- 吐き気，下痢，胃のしめつけられるような感じ
- 暑く感じたり寒気がしたりする
- 腕，足，顔がぴりぴりしたり，まひしたりする
- 筋肉が緊張したり，ふるえたりする

　ひとつ覚えておいてほしいことは，不安の症状は，ほかの人はあまり気づかないものですが，自身にとって，とてもはっきりとわかるものだということです。

それでは，何がアレックスの不安感をひきおこしたのでしょうか。アレックスがジネルを見かけるたびに，自分が跡形もなく消えていくような感じにさせてしまうものは，いったい何なのでしょうか？　アレックスに聞いてみることもできますが，彼自身も，ジネルがとつぜん現れてから，自分が急いで身を隠すまでの一瞬のあいだに，自分の頭の中で何が起きているかに気づいていないことでしょう。アレックスは，「ぼくが何を考えていたかはよくわからない。ジネルはいつもぼくをこんなふうに感じさせるんだ」と言うかもしれません。

　私たちが，自分にとって社交不安の引き金になるものに直面したときに，心によぎる思考は，しばしば自動的なものになってしまっています。それはその思考があまりにも身近で，経験に裏打ちされていて，脳の中までしみこんでいるからです。

　それでは，ジネルが入ってくるところをスローモーションでもう一度再生してみて，アレックスが彼女を見たときにどんなことが彼の心をよぎるか確かめてみましょう。

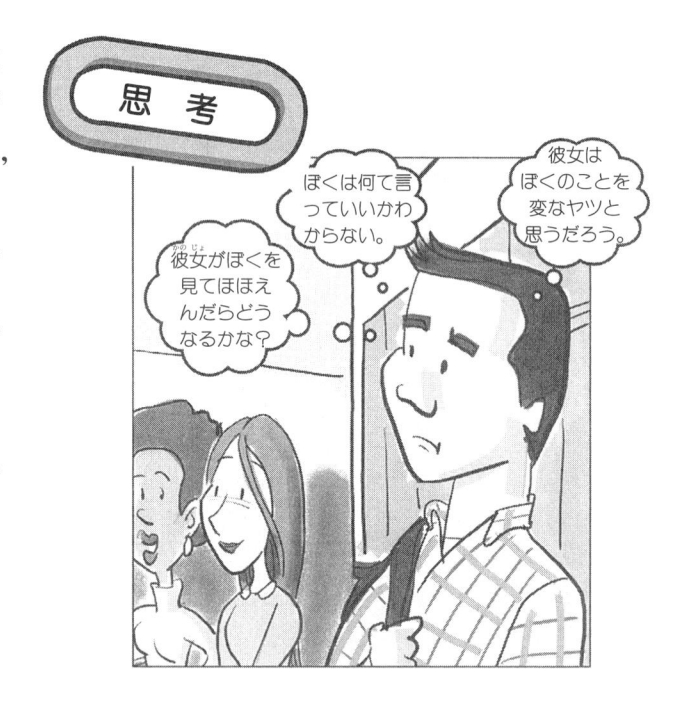

思　考

彼女はぼくのことを変なヤツと思うだろう。

ぼくは何て言っていいかわからない。

彼女がぼくを見てほほえんだらどうなるかな？

　アレックスは，ジネルが入ってきたということが，自分個人に起きているひとつながりの連鎖反応の引き金になっていると考えているかもしれません。しかし，ほんとうは，彼女が入ってきたことに対して彼が考えたこと，すなわち彼の心に**自動的にわいてくる思考**（**自動思考**といいます）こそが，彼の不安感をひきおこしているのです。

　社交不安をもつ10代の若者の思考のテーマは，つねに，「ほかの人は自分を批判している」です。こういった考えのせいで，自分が危機におちいっていると考えてしまいます。私たちは危機におちいっているときはどうするでしょうか？　私たちは，旧石器時代の人類が初めてアメリカライオンに出あったときから，ずっとやり続けていることとまったく同じことをします。つまり，「走って逃げて隠れる！」のです。

行動

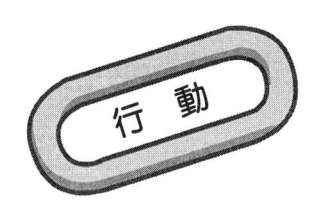

　ひとが自分を不安にさせる状況に直面したとき，避けること，つまり「回避」が一番選択されることが多い行動です。回避は，起こったらどうしようと恐れていることが起きるのを防いでくれます。

　アレックスは，自分がジネルに何と言っていいかわからないということを恐れています。もし彼がロッカーに隠れたら，この事態が起きる危険性はゼロです。これは短期的にはだれにでもできてまちがいのない方法です。では問題は？　長期的にみると，アレックスは，決して自分のほんとうに欲しいもの，つまりジネルともっと知り合いになるという状況を手に入れることができません。そして結局，彼は孤立して，勇気がくじけ，落ち込んでしまうはめになってしまうのです。

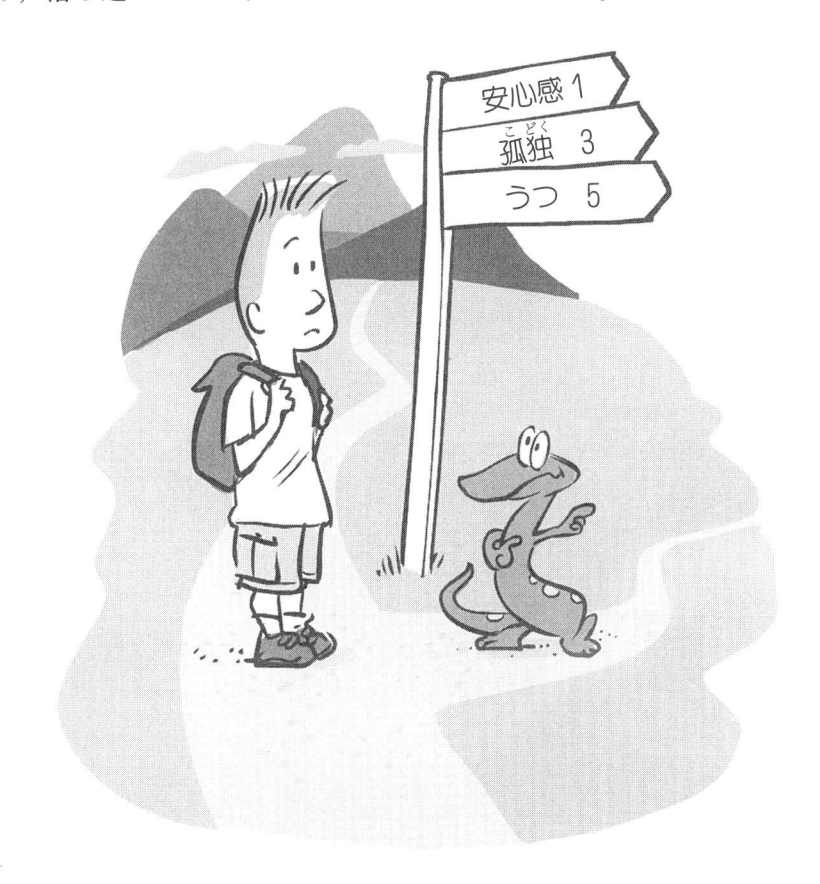

　もしあなたが自分のハ虫類の脳に道案内をさせるなら，道に迷ってしまうことでしょう。

自動思考，不安な気持ち，回避行動は，鎖のようにつながっている3つの出来事で，これが合わさると社交不安のできあがりです。

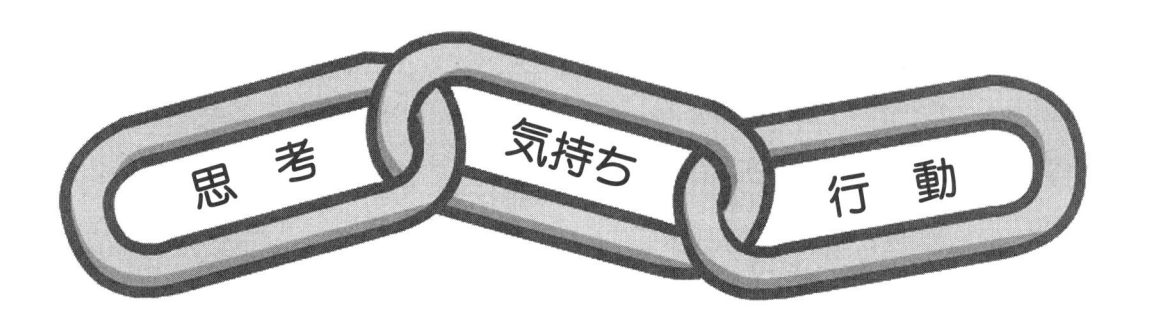

[思 考]—[気持ち]—[行 動]

　それでは，リズとベラの生活の中で，いくつかの典型的なシーンを見てみましょう。それからあとふたり，社交不安をかかえる10代の若者，クリスとエリシャにも登場してもらいましょう。

リ ズ

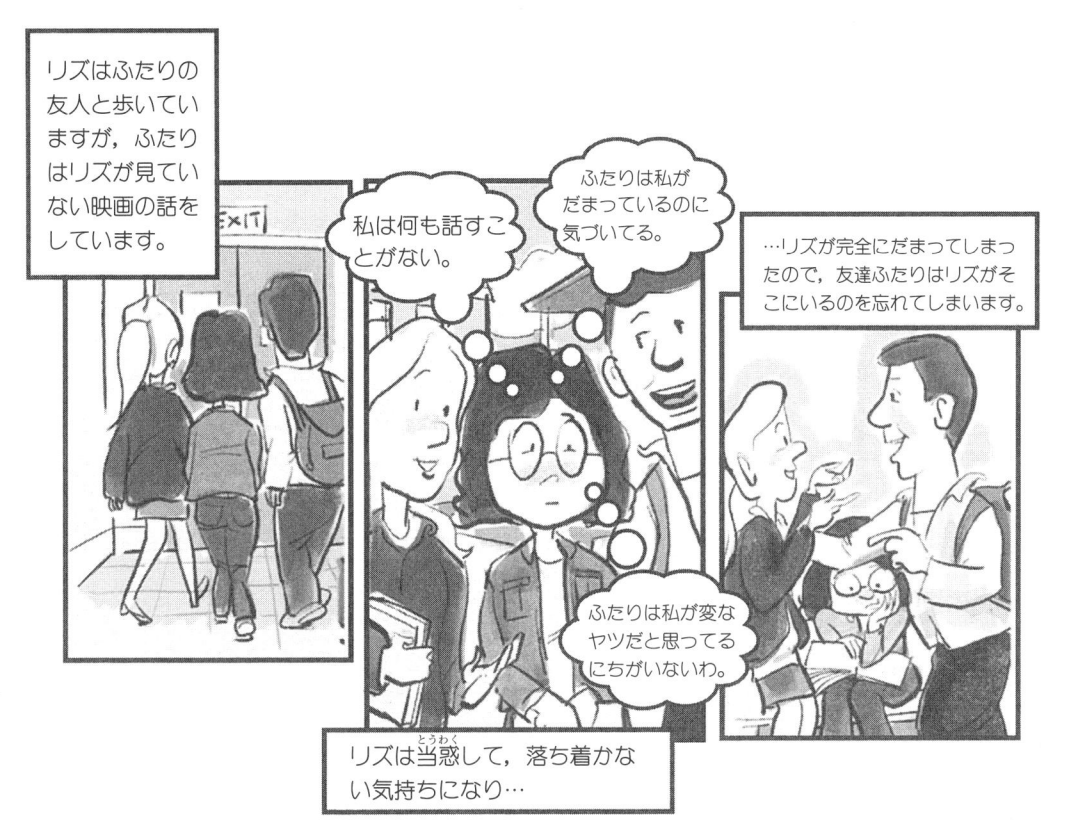

リズはふたりの友人と歩いていますが，ふたりはリズが見ていない映画の話をしています。

私は何も話すことがない。

ふたりは私がだまっているのに気づいてる。

…リズが完全にだまってしまったので，友達ふたりはリズがそこにいるのを忘れてしまいます。

ふたりは私が変なヤツだと思ってるにちがいないわ。

リズは当惑して，落ち着かない気持ちになり…

　それでは，この状況における，リズの思考−気持ち−行動のつながりをふりかえってみましょう。

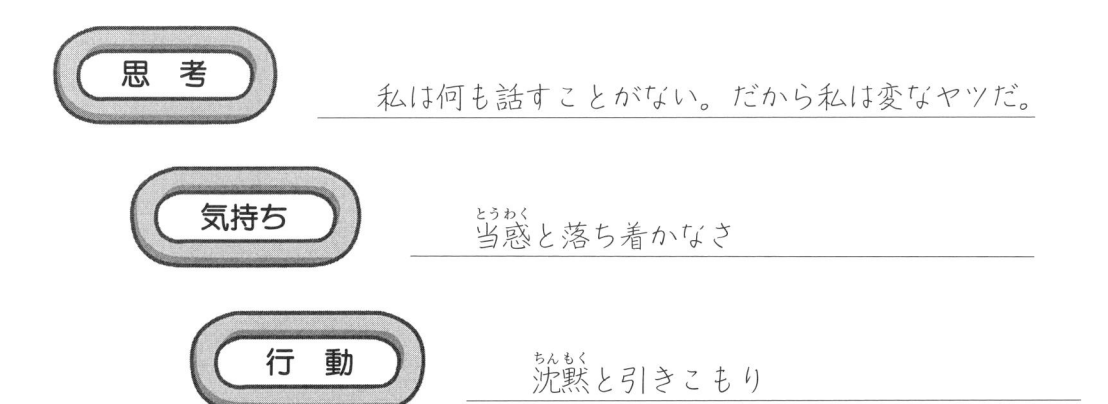

思　考　　　私は何も話すことがない。だから私は変なヤツだ。

気持ち　　　当惑と落ち着かなさ

行　動　　　沈黙と引きこもり

第3章

あなたはこれまでに，自分があまり知らない話題について話している人たちといっしょにいたことがありますか？

思考 　何が起きるのを恐れていましたか？

_____

_____

気持ち 　そのときに何を感じましたか？

_____

_____

行動 　そのときにどうしましたか？

_____

_____

ベラ

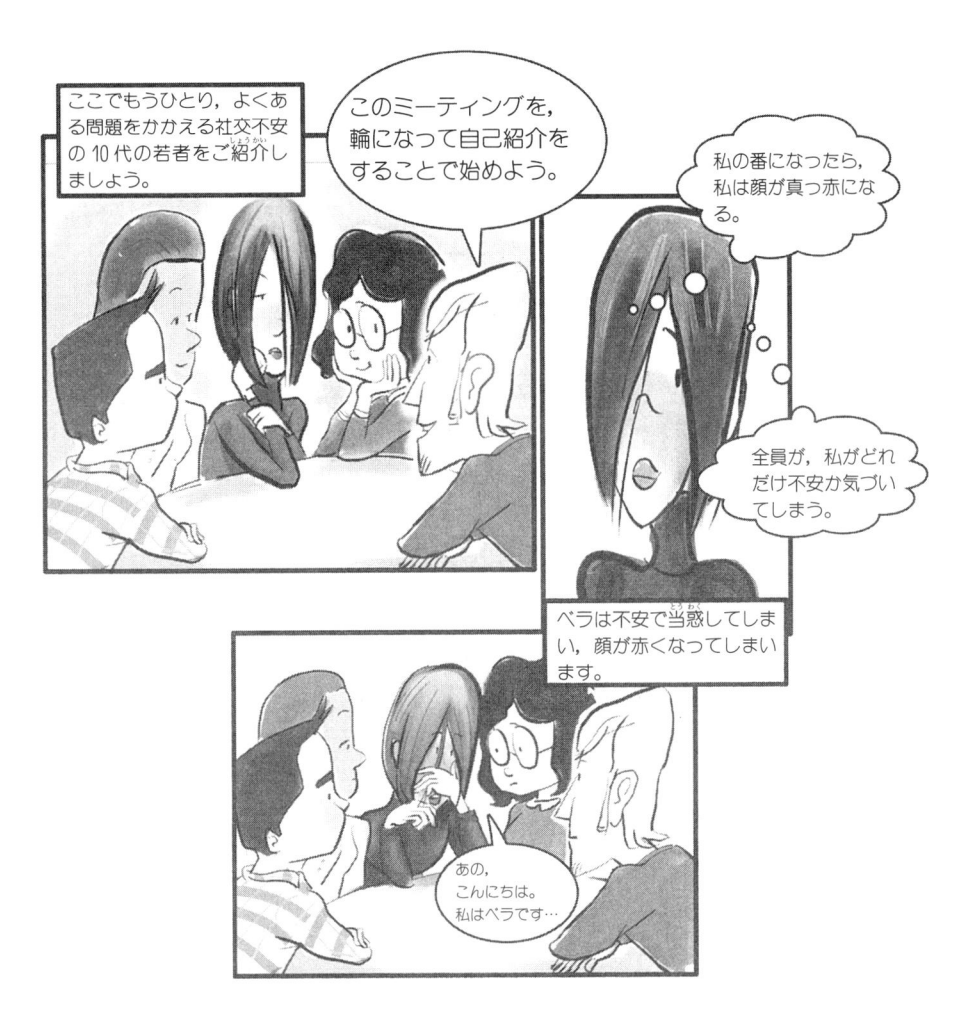

（漫画パネル）

ここでもうひとり，よくある問題をかかえる社交不安の10代の若者をご紹介しましょう。

このミーティングを，輪になって自己紹介をすることで始めよう。

私の番になったら，私は顔が真っ赤になる。

全員が，私がどれだけ不安か気づいてしまう。

ベラは不安で当惑してしまい，顔が赤くなってしまいます。

あの，こんにちは。私はベラです…

この状況における，ベラの思考―気持ち―行動のつながりを描写できますか？

思考 _____

気持ち _____

行動 _____

第3章

あなたが自己紹介をしないといけないときについて考えてみましょう。

思考

そういう状況のときに，いつも何を考えていますか？

_____

_____

気持ち

そのようなとき，何を感じていますか？ 不安を示すあなたの体の反応で，ほかの人がひょっとしたら気づくかもしれないと思うものがあれば，書いてください。

_____

_____

行動

あなたがそんなふうに感じていて，だれかがあなたの体に起きている不安の反応に気づくかもしれないと心配しているときには，あなたはどんな行動をしがちですか？

_____

_____

クリス

　ここにクリスの不安の引き金になる状況があります。クリスは自分が変わっていると考えていますが，実は多くの10代の若者が同じような思考と気持ちをかかえています。

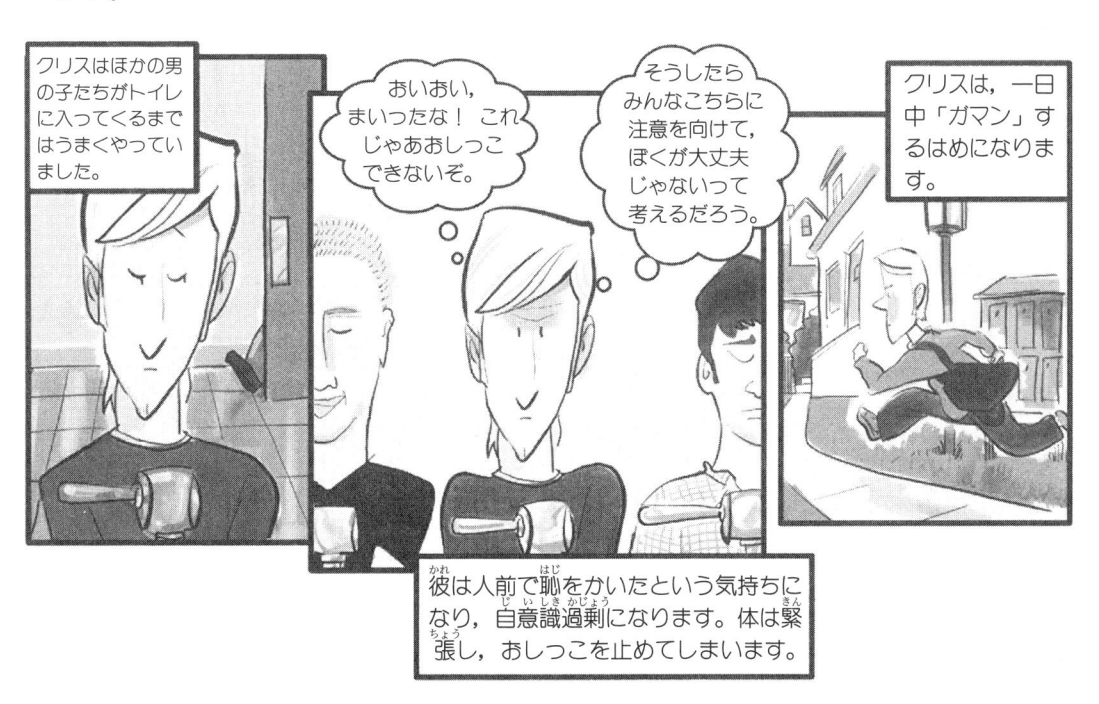

> クリスはほかの男の子たちがトイレに入ってくるまではうまくやっていました。

> おいおい，まいったな！これじゃあおしっこできないぞ。

> そうしたらみんなこちらに注意を向けて，ぼくが大丈夫じゃないって考えるだろう。

> 彼は人前で恥をかいたという気持ちになり，自意識過剰になります。体は緊張し，おしっこを止めてしまいます。

> クリスは，一日中「ガマン」するはめになります。

クリスの思考―気持ち―行動のつながりを書き出してみましょう。

思　考　_____

気持ち　_____

行　動　_____

エリシャ

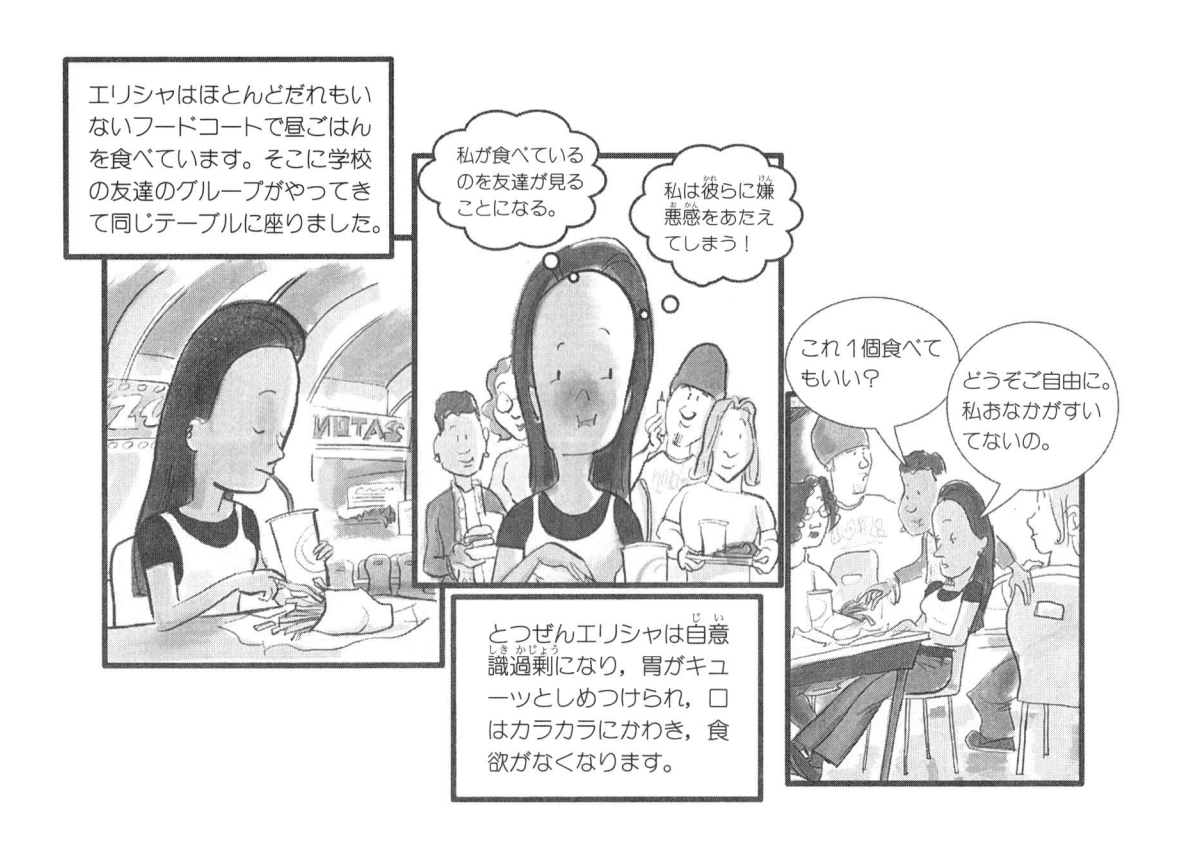

エリシャはほとんどだれもいないフードコートで昼ごはんを食べています。そこに学校の友達のグループがやってきて同じテーブルに座りました。

私が食べているのを友達が見ることになる。

私は彼らに嫌悪感をあたえてしまう！

これ1個食べてもいい？

どうぞご自由に。私おなかがすいてないの。

とつぜんエリシャは自意識過剰になり，胃がキューッとしめつけられ，口はカラカラにかわき，食欲がなくなります。

エリシャの思考―気持ち―行動のつながりはどうでしょう？

思 考

気持ち

行 動

クリスやエリシャと同じように,あなたにも,ひとりでいるときには完璧に自然にできるのに,人前だと行うのがとてもむずかしい行動があるかもしれません。自分が自意識過剰になる状況や行動を考えてみましょう。

思　考

ほかの人があなたのことをどんなふうに考えるのが怖いですか？

_____

_____

気持ち

その状況になったら,あなたはどういう気持ちになりますか？

_____

_____

行　動

そういう思考,気持ちがあると,どんな行動が出てきますか？

_____

_____

思考－気持ち－行動という一連の連鎖反応は，不安な状況では素早く起こります。実際，あまりに素早く起こるものですから，私たちがコントロールできる範囲を超えてしまっていて，止める手段がないというふうに見えます。それでは，あなたは一生，回避しつづける人生を送るという運命なのでしょうか？　断じてちがいます！

　つながり，鎖というものは，どこか1カ所が弱ければ，それが全体の強さを決めてしまうものです。あなたの連鎖反応をよーく見てみましょう。鎖を構成する要素をはっきりさせることができれば，どうやって鎖をこわすことに取り組めばいいのかという戦略を立てることができます。3ページのリストにもどり，あなたを不安にさせるものとして，あなたがチェックをした状況を見てみましょう。あなたを最も不安にさせる2つの状況を選んで，下の空欄に，それぞれの要素——思考，気持ち，行動——を書くことができるかやってみましょう。

状況1 _____

- 思　考　_____

- 気持ち　_____

- 行　動　_____

状況2 _____

- 思　考　_____

- 気持ち　_____

- 行　動　_____

第4章 ひどいゆがみ
あなたが考えることすべてを信じ込むのはやめよう

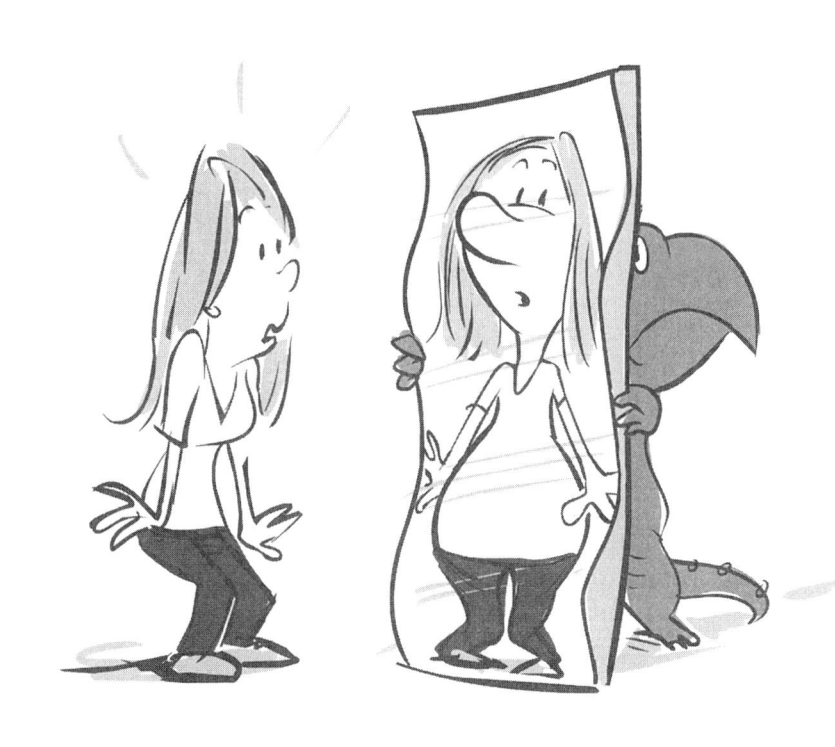

　あなたが，遊園地に行って，びっくりハウスの鏡を見ているところを想像してみましょう。確かに，映っている姿はあなたですが，あなたの顔はそんなに長くありませんし，おなかはそんなに出ていませんし，足はそんなに細くありません。鏡はそこにあるものの真実をゆがめています。

　不安なときは，私たちの思考はびっくりハウスの鏡に映っている状態にあります。さらに悪いことに，私たちはゆがみに気づいていないので，こういった思考を見たまま，額面どおりに受け取って，それでよけいに怖くなるのです。

　この章では，社交不安をかかえる人がおちいりやすい，6つの思考の過ち，言いかえると，思考のゆがみについて説明します。自分の思考のゆがみに気がつけば，そのぶんだけ，自分の思考をそのまま額面どおりに受け取るのをやめることが楽になります。

破滅的思考

「起こりうる最悪のことは何？」という質問を聞いたことがありますか。引き金になる状況が起きたとき，あなたの心が，ほかに100種類も別の結果が考えられるのに，考えうるなかでも最悪の結果になるという結論に飛びついてしまう傾向があるようなら，「破滅的思考」という思考パターンを使ってしまっています。

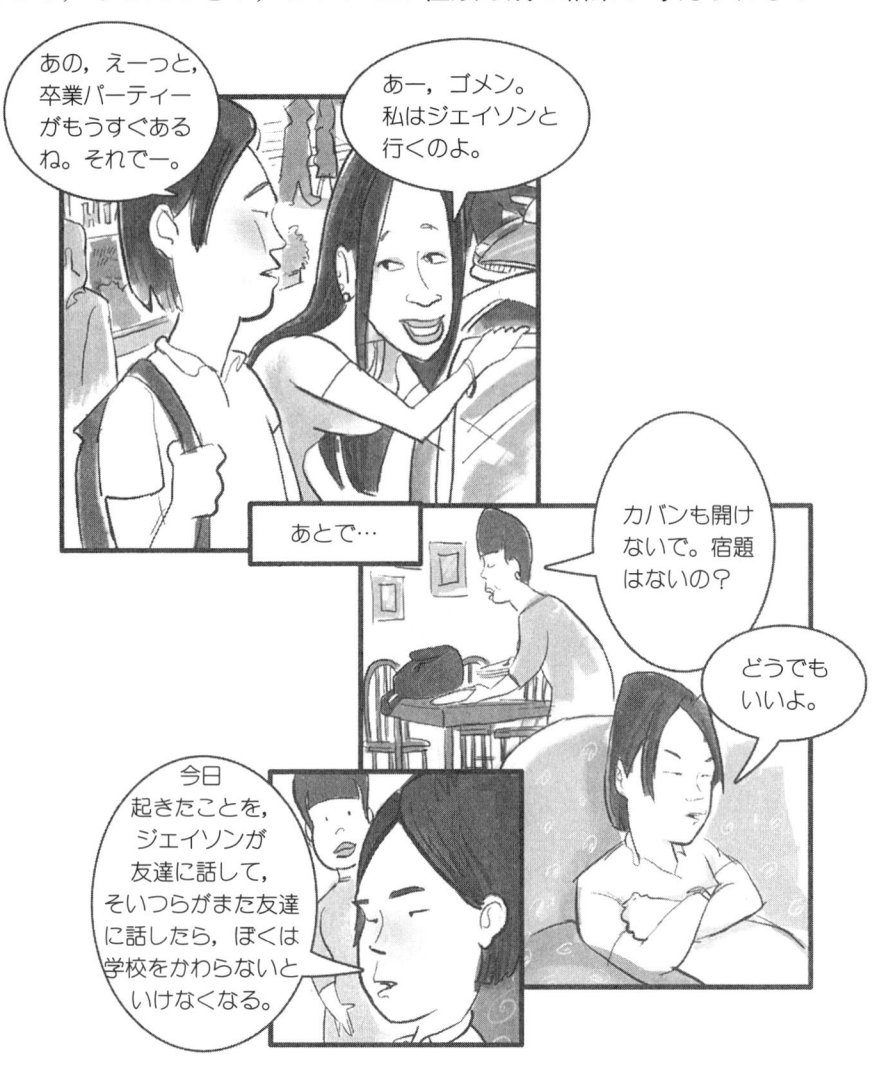

あの，えーっと，卒業パーティーがもうすぐあるね。それで一。

あー，ゴメン。私はジェイソンと行くのよ。

あとで…

カバンも開けないで。宿題はないの？

どうでもいいよ。

今日起きたことを，ジェイソンが友達に話して，そいつらがまた友達に話したら，ぼくは学校をかわらないといけなくなる。

　この10代の若者がデートを断られたとき，彼はそのことがすごくニュースとしての価値があり，学校じゅうがそのことを知って，彼のことを笑いものにすると推測しています。もしそうだとしたら，それは破滅的なことでしょうが，はたしてそれは起こる可能性が高いでしょうか？

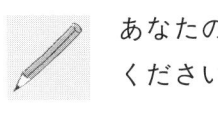

あなたの人生の中で，破滅的思考を使ったことがある状況を描写してみてください。

_____
_____
_____

起こるだろうとあなたが考えた最悪の結果は何ですか？

_____
_____
_____

肯定的なものの価値を引き下げる（肯定的側面を無視する）

　何かいいことが起きたとき，あなたはそれを幸運のせいにしますか？　だれかがあなたをほめたとき，あなたはその人がただ単に愛想良くしようとしているだけだと考えますか？　たとえば，あなたがだれかと話していたとして，うまくしゃべれないのでなくて，ほんとうに会話を楽しむことができたとしましょう。そうだとしても，あなたは「ときには自分もうまくやれるんだ」と思っていい気持ちになる代わりに，「確かに，彼女はほんとうに愛想がいいし，それでぼくは心地よくいられる。だけど，たいていの人はそんなふうじゃないから，ぼくはそういう人たちと話すときは完璧に固まってしまう」と結論づけてしまいます。

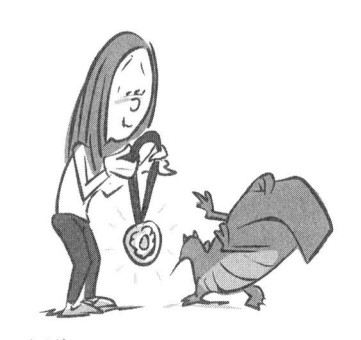

　自分の成功を無視して，肯定的なものの価値を引き下げていたら，自信を育てるのは困難です。

　ここでシンディを紹介しましょう。彼女はすばらしい声の持ち主ですが，合唱の授業での自分の能力に疑問をもっています。

これまでに，自分が，受けるに値しないような賞賛を受けたことがありますか？　書きとめてみましょう。

_____

_____

どうやって，その賞賛の価値を引き下げましたか？

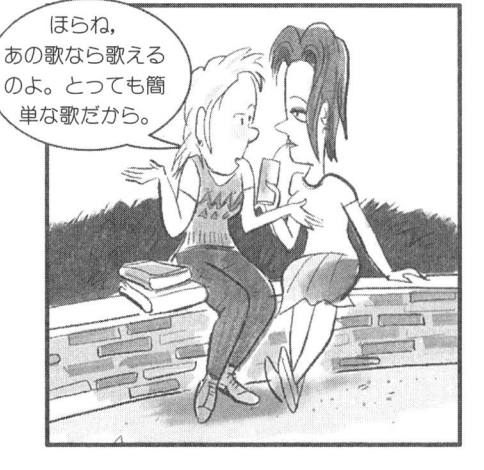

_____

_____

> ケイティは口頭発表をしています。

> それとなく観察すると

> ケイティにはこう見えます…

> 彼女はメールしてる!!!

> 私はみんなを死ぬほど退屈させているわ。

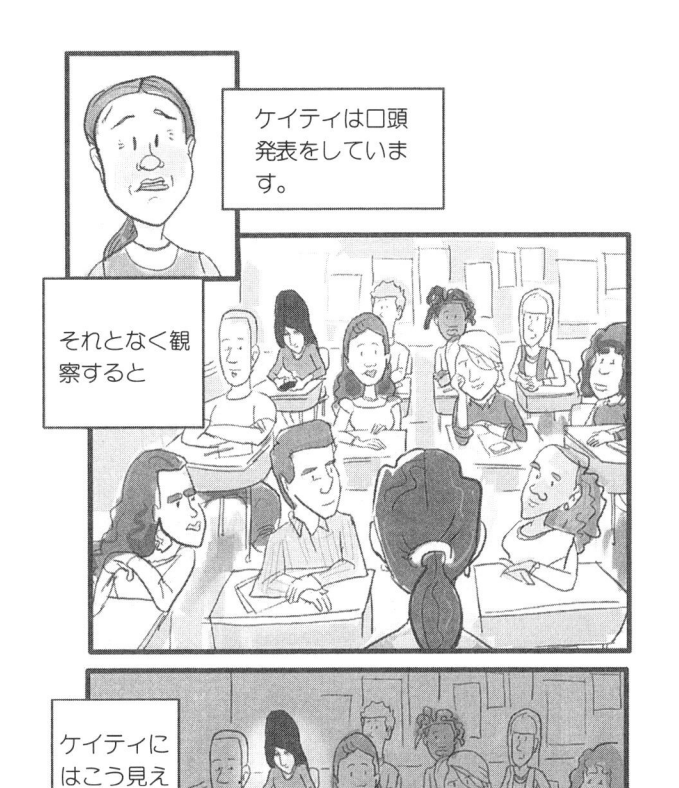

　どんなことに対しても，よい面を見いだすような人は，「バラ色のサングラスをかけている」と言われることがあります。社交不安の10代の若者が，きっかけになる状況に接したときには，「灰色のサングラスをかけている」と言うことができるかもしれません。彼女の五感はきちんと作動していて，すべてのことを勘定には入れていますが，肯定的な情報はすべて割り引いてとらえ，否定的な情報だけを残しているのです。

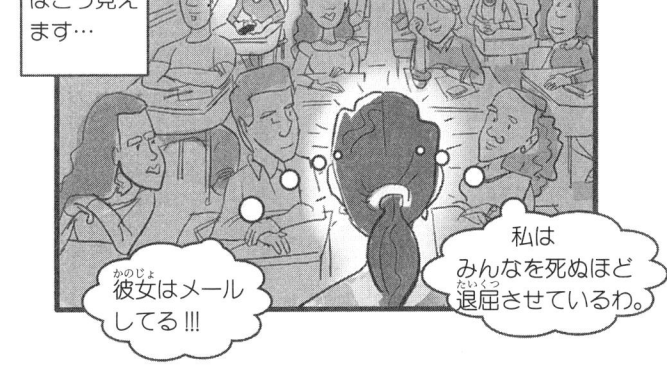

✏️ うまくいっていないことだけしか目に入らないのはどんな状況においてですか？

_____

_____

レッテル貼り

　棒や石だって，あなたの骨をくだくことは可能ですが，言葉こそが，ほんとうにあなたを傷つけるものなのです。だれかの悪口を言えば，あなたはその人の価値を下げることになります。自分の悪口を言えば，自分の価値を下げることになります。たとえば，学校の廊下で本を落としたとして，自分のことをダサいと言ったとしましょう。でも，だれでも，不器用なまちがいをすることがあります。私たち全員がダサいでしょうか？

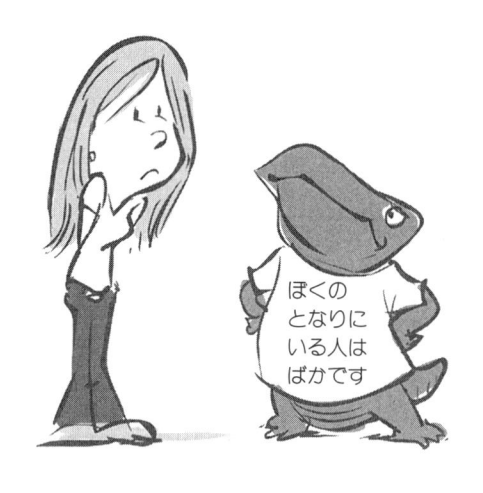

　一度チェスのゲームで負けたところで，負け犬ではありません。一度ばかげた考えを口にしてしまったところで，まぬけにはなりません。「ダサい」「負け犬」「まぬけ」はただのレッテルで，あなたがどんな人間かをほんとうに説明しているわけではないのです。

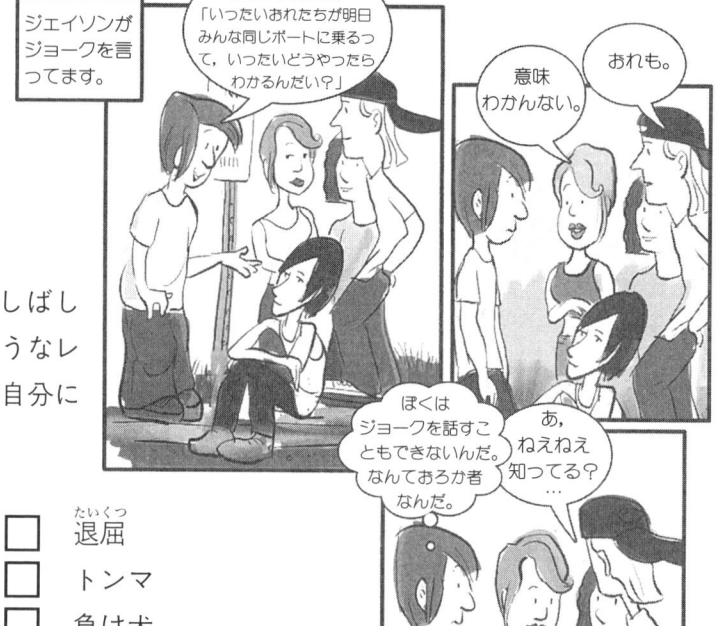

社交不安の10代の若者は，しばしば自分をあらわすのに次のようなレッテルを使います。あなたが自分に使っているのはどれですか？

- ☐ 悲惨
- ☐ ばか
- ☐ 救いようがない
- ☐ 欠陥品
- ☐ 無能
- ☐ まぬけ

- ☐ 退屈
- ☐ トンマ
- ☐ 負け犬
- ☐ ダサい
- ☐ 吐き気がする
- ☐ ビョーキ

スポットライト

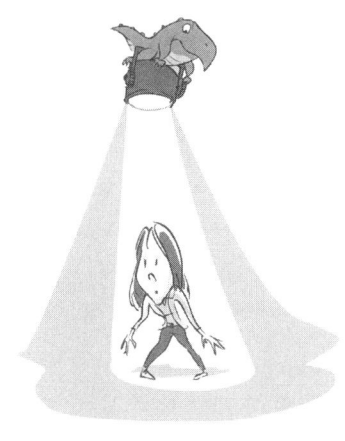

　ゴルフの名選手が、接戦の試合でドライバーを打つとき、グリップのにぎり方も、クラブのふり方も考えていません。舞台に立つ俳優は、身ぶり手ぶりをするときに自分の手をじっと見つめたりはしませんし、せりふを言うときに自分の声に聞き耳を立てたりしません。ゴルフ選手も俳優も、自分の行動の仕組みをじっくり考えるのではなくて、自分の役割に集中して、我を忘れていたいのです。

　私たちが日常で行動するときも同じです。私たちが自分自身に注意関心のスポットライトを当てるとき、私たちは、自意識過剰になります。そうすると自然で自発的であるべき自己表現が、苦痛に満ちた演技になります。スポットライトを当てることで、あなたは自分がほかの人とちがっていて、ほかの人から孤立していると感じます。言うことはすべて、変だったりまがいものみたいに聞こえ始めます。自分が人にあたえている印象を、信頼することも好きになることもできなくなります。そして、さらに悪いことに、あなたが自分自身を見つめているのと同じくらい、ほかの人もあなたのことをまじまじと見つめているのだと、勝手に想像してしまいます。自分の心の中で起こっていることにすっかり気をうばわれていたら、いったいどうやって、地球上の豊かな生命の流れの中に溶け込んで、ほかの人とつながることができるでしょうか？

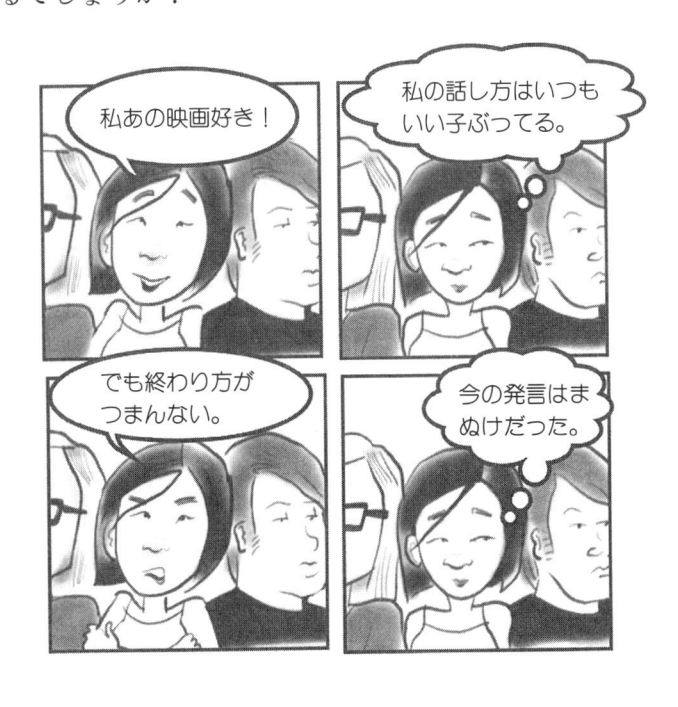

だれでも，ときには自意識過剰に感じるものです。しかし，たいていの人は，自意識過剰な状態が起きていることに気づいても，そのままやり過ごしてしまいます。そういう人は，スイッチをパチンと切って，スポットライトを消してしまうのです。しかし，社交不安の10代の若者が自意識過剰に感じるときには，スポットライトのスイッチのダイヤルを回して明るくし，自分がまひして動けなくなるレベルまで，自意識過剰の度合いを高めてしまいます。

　自分の体の中で起こっていることに対しても，スポットライトを当てることができます。もしあなたが，汗をかいていたり，ふるえていたり，顔が赤くなっていたりして，そのことに注意を集中していると，こういったごくありきたりの不安の目印が，より強くなります。たとえば，授業で発言しているときに，心臓が速く鼓動していることに気がつくかもしれません。そのとき，心臓の鼓動に意識を集中すると，鼓動はどんどん強まって，最後には胸から飛び出しそうになります。
　「私のまわりの人には全員，何が起こっているかわかる」とあなたは考えます。「みんな，私がおびえきっているのに気がついてしまう」

　あなたが授業の後で教室を出ても，スポットライトはあなたについてきて，みんなにあなたの歩き方がどんなにぶざまかを示します。あなたがスポットライトと生活しているかぎり，一日がずっとこんな調子で過ぎてしまいます。

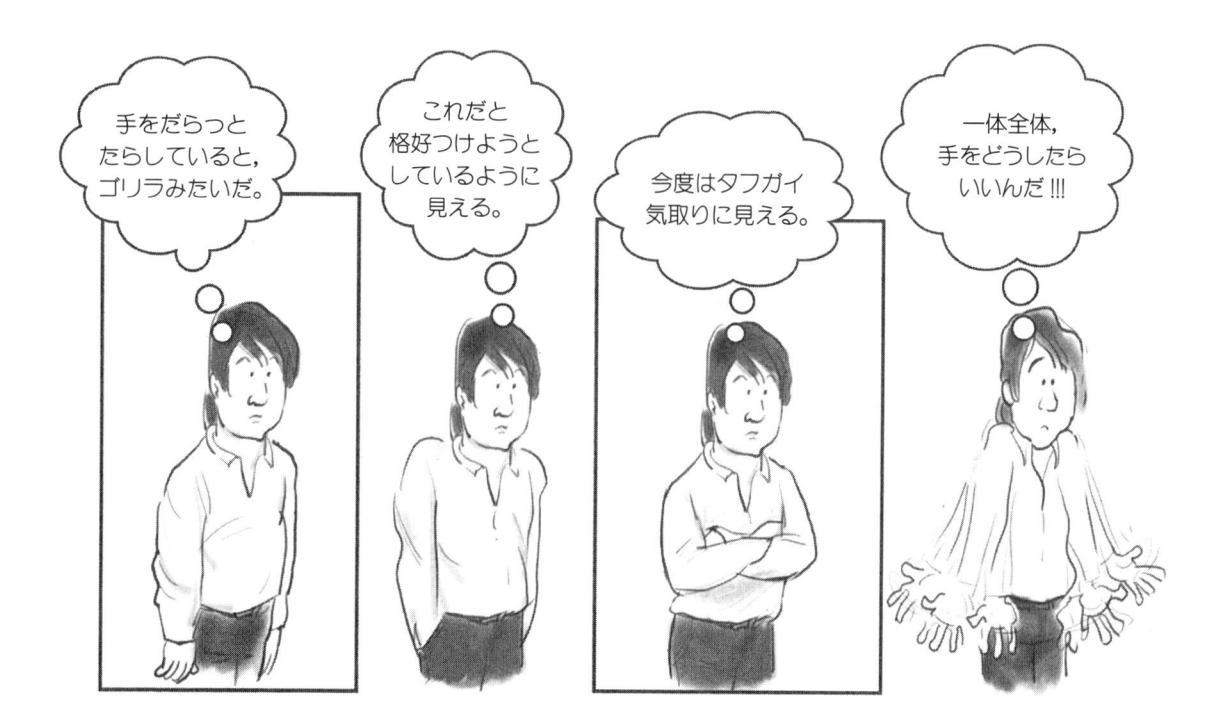

✏️ あなたがスポットライトに当たっているように感じた状況を描写してみましょう。

_____
_____

自分がどんな印象をほかの人にあたえているように感じましたか？

_____
_____

あなたのどんな感情が，あなたのまわりの人にわかってしまっているにちがいないと感じましたか？

_____
_____

読 心 術

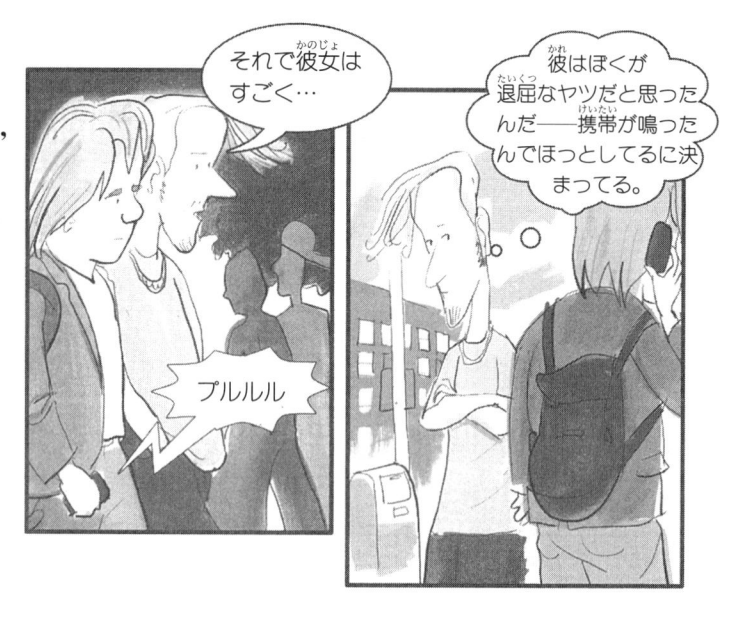

スポットライトを浴びてまわりの人がみなあなたのことを見つめていると感じるなら、まわりの人がみなあなたのことを考えているんじゃないかと心配したとしても自然なことです。読心術者のように、人が何を考えているかがわかる、それも特にあなたについて悪いことを考えているときにはわかると考えてしまいます。特に超能力をもっているわけではないのですが、とにかくわかるのです。

そして、あなたは自分で感じたことがほんとうに確かだと思い込んでいるので、実際に起きていることがどんなことかをわざわざ確かめようとはしません。たとえば、友達と過ごしていて、とつぜんその友達が何かに気を取られたとします。あなたは読心術者なので、友達が退屈して、次の話題に移るための言い訳を探していることがわかるのです。

> だれかと付き合っていて、不安になったことがあれば、そのときの状況を書き出してください。

_____

_____

そのときにその人があなたについて何を考えていたと思いますか？

_____

_____

社交上の完璧主義

　社交上の完璧主義者にとっては，自分が才気にあふれ，おもしろく，かしこくて，人気があるか，それともおもしろくなくて，退屈で，ばかで，のけ者かの2つの種類しかありません。そこそこか，まあまあなんていうものはとにかくありません。すべてのパーティーにすべて招待されるのでなかったら，あなたはみんなに嫌われているということになってしまいます。もしほかの人が，あなたがしゃべろうと思って口を開くたびに，夢中で聞きほれるのでなかったら，あなたは退屈な人ということになってしまいます。

　もし，あなたの「ふつう」ということが，すべての人が常にあなたのことをよく思うということであれば，あなたは目標設定を高くしすぎていますし，そしてその目標をクリアすることは決してできません。だれも，人付き合い，社交上で完璧にはいきませんし，あなたがもし自分がそうできると考えるのであれば，結局みじめな思いをすることになるだけです。

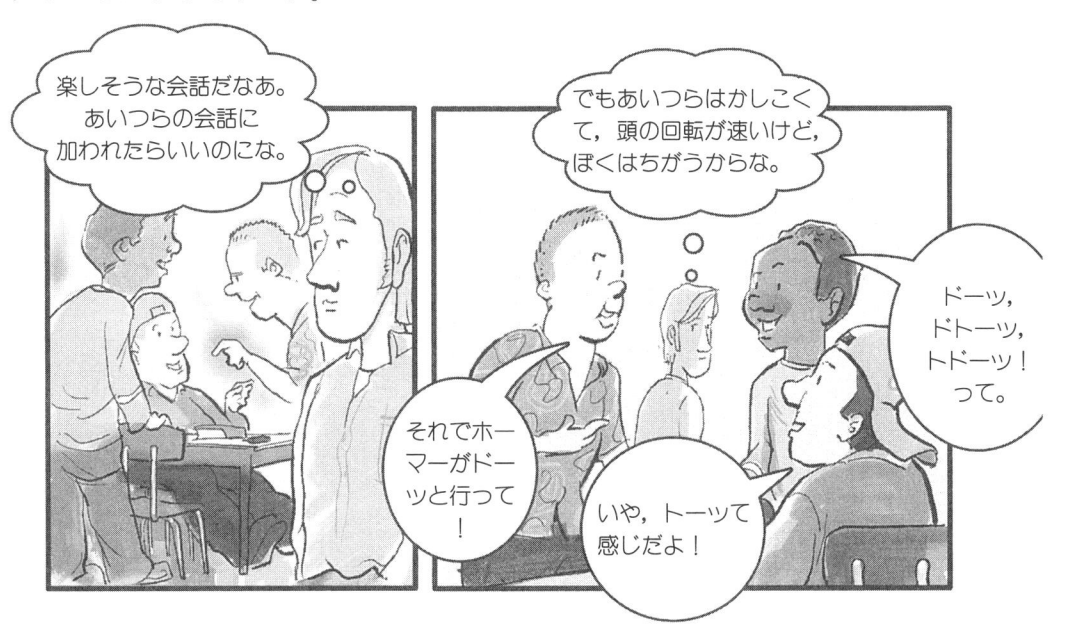

（楽しそうな会話だなあ。あいつらの会話に加われたらいいのにな。）

（でもあいつらはかしこくて，頭の回転が速いけど，ぼくはちがうからな。）

（それでホーマーがドーッと行って！）

（いや，トーッて感じだよ！）

（ドーッ，ドトーッ，トドーッ！って。）

　次にあげるのは，社交上の完璧主義があなたの頭の中でどんなふうに働いているかの説明です。

　ぼくがつまらないジョークを言った　から，ぼくはおもしろくない人間だ。

✏️ 空欄の，完璧主義的な思考をうめてください。

だれかが私のコートのことを笑った_____ から，_____

_____。

彼が私を二度といっしょに出かけようと誘ってくれない から，_____

_____。

彼女がメールの返事をしてくれない_____ から，_____

_____。

✏️ それでは，この練習を，あなた自身の完璧主義的な思考を使ってやってみましょう。

_____ から，_____

_____。

_____ から，_____

_____。

_____ から，_____

_____。

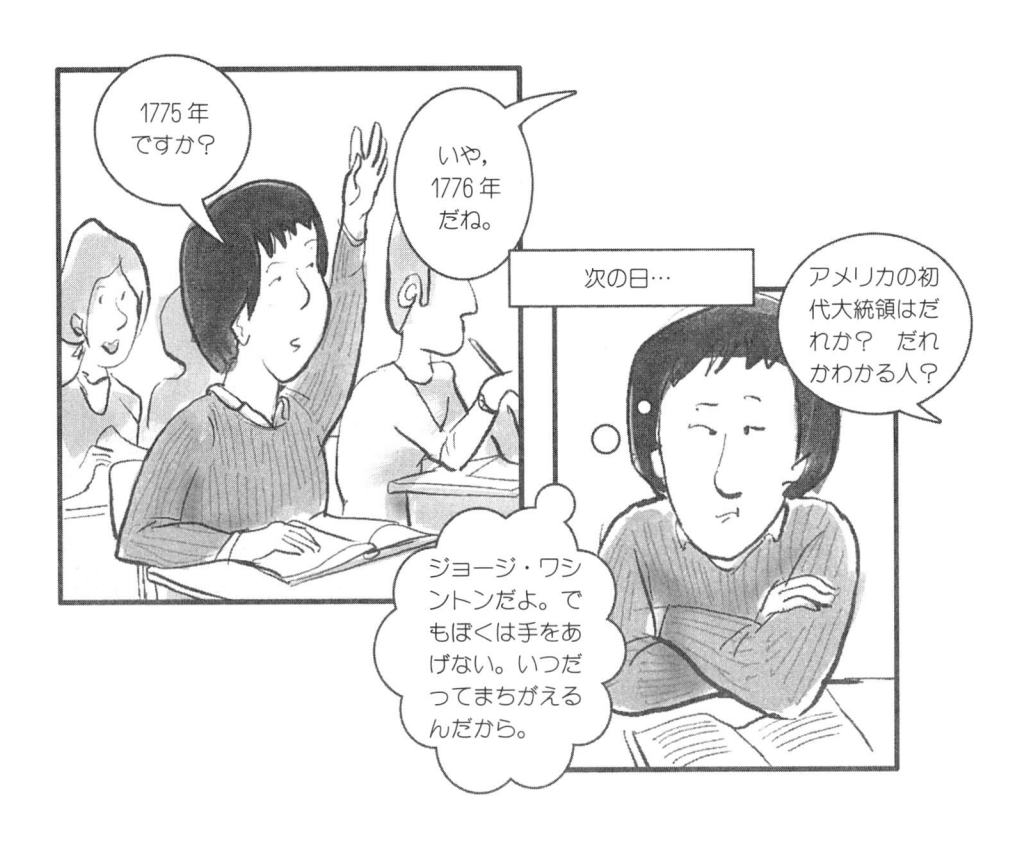

> 1775年ですか？
>
> いや，1776年だね。
>
> 次の日…
>
> アメリカの初代大統領はだれか？ だれかわかる人？
>
> ジョージ・ワシントンだよ。でもぼくは手をあげない。いつだってまちがえるんだから。

　社交上の完璧主義は，まちがいの入る余地を認めません。これは自分自身に判断を下すには冷酷すぎるやり方ですが，人見知りの10代の若者にとって，最も広く見られるゆがみですし，また，最もダメージのきついゆがみでもあります。次の章で，このひどいゆがみについて，もっとくわしく見てみましょう。

第5章 価値のコンパス
完璧主義者の道をはずれて，人跡未踏の地へ

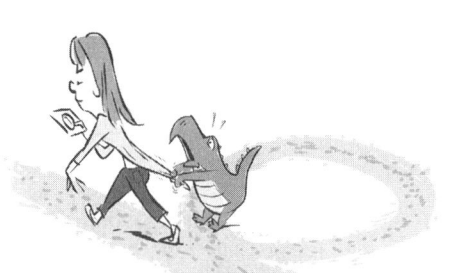

　思考，気持ち，行動の密接な関係を覚えていますか？　社交上の完璧主義は，そのせいで，あなたが不安になりすぎていろいろな状況を回避したくなるときには，問題になります。そしてその回避している状況が，あなたにとって大切な意味をもつ状況であれば，問題はさらに大きくなります。

　次にあげるランクづけの練習は，あなたの社交上の完璧主義のレベルを考えるうえでのヒントになります。それぞれの意見を，1点から5点で評価してみてください。1点は「まったくそうではない」で，5点は「まったくそのとおり」です。

- 私がジョークを言うときには，それはそこにいる全員にとっておもしろいものでないといけない。　　＿＿＿＿
- もし私が話していてどもったら，人は私がどこか具合が悪いんじゃないかと考えるだろう。　　＿＿＿＿
- もし私が何かを言って，それが結局まちがっていたとわかったら，人は私のことをばかだと思うだろう。　　＿＿＿＿
- もし私が人の名前を忘れたら，その人は，私がその人のことを大切に思っていないと考えるだろう。　　＿＿＿＿
- もしだれかが私の着ているものを批判したら，私は服のセンスが悪いことになる。　　＿＿＿＿
- 気まずい沈黙は，ふつうの会話では起こらない。　　＿＿＿＿
- もし私が言ったことを，ほかの人が悪いように受け取ったら，私は無神経だ。　　＿＿＿＿
- 口頭発表をするときには，私はリラックスして自信にあふれているべきだ。　　＿＿＿＿
- もし私が神経質に見える（たとえば，顔が赤くなったり，ふるえたり）なら，ほかの人は私のことを弱い人間だと思うだろう。　　＿＿＿＿

合計＿＿＿＿点

あなたの答えは，合計で何点になりましたか？　合計得点は，科学的な測定ということにはなりませんが，一般的に言って，得点が高いほど，人付き合い，社交上の状況で，自分にどんないいかげんさも許さないということになります。ほかの人とつながろうとする努力は，100パーセントの肯定的な反応で迎えられないかぎり，失敗とみなされます。これが社交上の完璧主義というもので，第4章以降説明しているひどいゆがみのひとつであり，またほとんどすべての人見知りの人が共通してもっているものです。

今の段階では，あなたは自分にこう言うかもしれません。「ここに出てきた意見は完璧主義っぽくない。現実主義っぽく聞こえる。私は完璧主義者じゃない。完璧主義者っていうのは，がんばり屋の，自分の成績は全科目「優」だけしか認めないっていう人のことを言うんでしょう？」

あなたが，人付き合い，社交上の場面で，自分にどんな失敗が起きるのも許さないでいると，あなたは自分が，いつだって人の関心を引いて，リラックスして，おもしろくて，かしこくてとか，とにかく自分がこうであるべきと考えている人であることを期待するようになります。あなたは，あまり人見知りでない人と比べて，自分に対して，より高い基準を設定してしまっています。この高い基準，維持するのが不可能なくらいに完璧な基準こそが，あなたをとても不安にしているものなのです。

社交上の完璧主義者は，自分自身に達成不可能な基準を設定している。

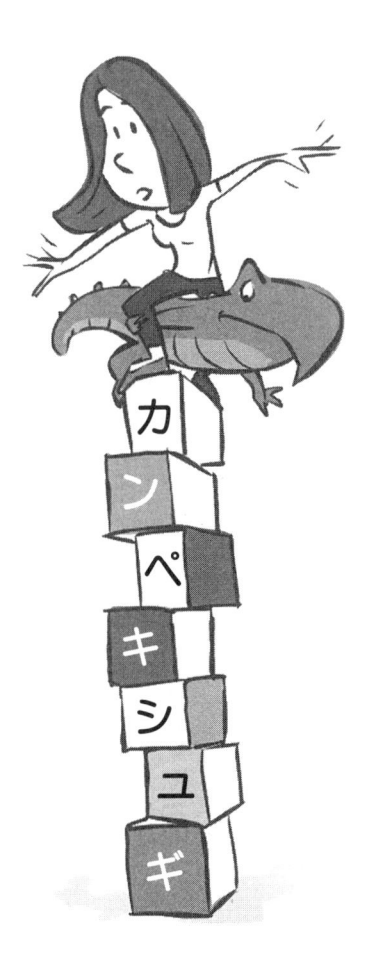

社交上の完璧主義者は，ほかの人は完璧だ，と考えていますが，もちろんだれもそうではありません。だれにでも気まずい瞬間はあり，完全な失敗をするときすらあります。それでは，どうやって，この高すぎる基準に対して，現実に引きもどす機会をあたえてあげたらいいでしょう？　ほかの人を観察することは，人がふつうはどう行動するかということについて，あなたにもっと現実的な見方をさせてくれる機会になります。観察してみると，ほかの人は，あなたが考えているほど完璧ではないかもしれませんね。この観察結果が，あなたが自分に課してしまっているハードルを低くするのに役に立つかもしれません。

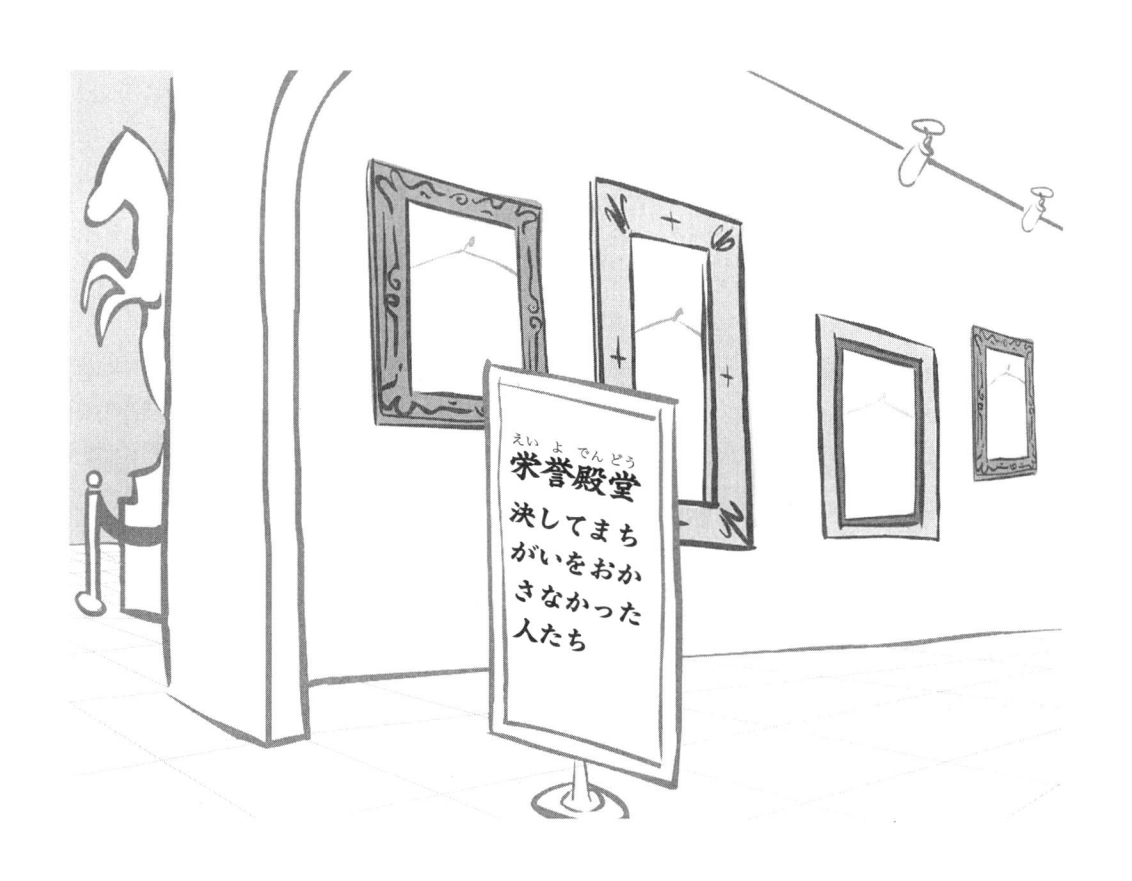

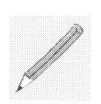

これから1週間，あなたの友達や知人が次のような状況にあるときに，よく観察して，点数をつけてみましょう。

ジョークを話す

0　　　1　　　2　　　3　　　4　　　5

まったくおもしろくない　　　　　　　　　　　最高におもしろい

ある話題について話す

0　　　1　　　2　　　3　　　4　　　5

完全にばか　　　　　　　　　　　　　　　　最高にかしこい

会話をする

0　　　1　　　2　　　3　　　4　　　5

完璧に退屈　　　　　　　　　　　　　　　ほんとうに興味深い

どんなふうに見えるか

0　　　1　　　2　　　3　　　4　　　5

極端に落ち着かない　　　　　　　　　　　とても落ち着いて
　　　　　　　　　　　　　　　　　　　　自信に満ちている

あなたにとってのほんとうの価値

あなたにとって大切なことは何ですか？　それはまちがいをおかさないことですか？　だれからも好きになってもらうことですか？　決して拒絶されないことですか？　社交上の完璧主義は，たいていの人見知りな人が，まるで人生の目的がそれであるかのようにとらわれてしまっていることです。

アレックスは，自分が惹かれる女の子と話すのを避けていますが，それは，気がきいたことを言えないかもしれないとか，ひどく退屈だったり，変なことを言ってしまうんではないかと心配するからです。彼の人生で最も大切なことは，変なことを決して言わないこととか，決して会話をするときに気まずい沈黙の原因にならないということでしょうか？　もしこういった，人と会話をするときにおちいりやすい失敗を避けることが，アレックスが幸福であるうえで決定的に大切なことであるならば，どうしてアレックスは今よりもっと幸せでないのでしょうか？　彼は失敗を避けることにおいては，確かにうまくやれているではないですか。アレックスが，彼にとってのほんとうの**価値**——**何が自分の人生の中で一番大切か**ということ——を見つけ出すのを手助けするために，彼に次のようなエクササイズをやってもらいましょう。

アレックスは，自分が21歳の誕生日パーティーに出席しているところを想像しています。そしてだれか，彼のことを知っていて大切に思っている人のことを思い描きます。それは友達かもしれませんし，恋人かもしれませんし，同僚かもしれません。この人物が，パーティーに出席している全員に，アレックスについて感じていることを伝えます。アレックスは，どんな言葉や文章で，自分のことを表現してもらいたいと考えるでしょうか？

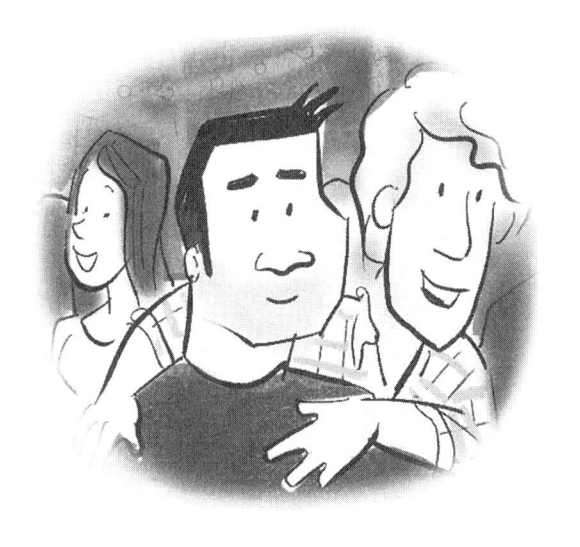

「アレックスのすごいところは，とても楽しい人間で，何でも自ら進んでするところです。彼は危険をおかすのを怖がらない人間です」

42

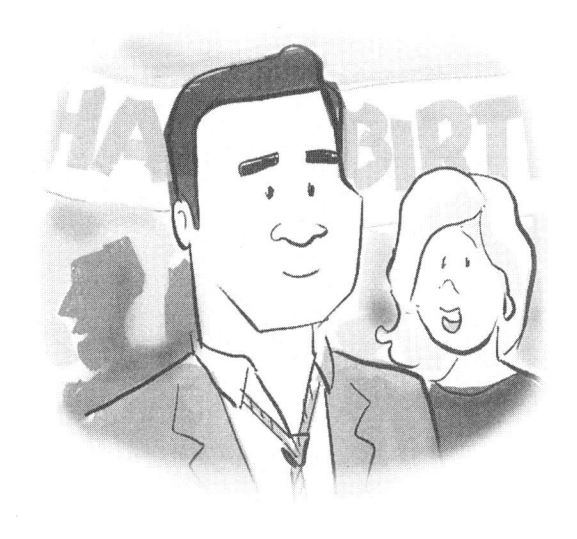

次に彼は自分の30歳の誕生日パーティーに出席しているところを想像します。彼は一番親しい人といっしょにいるところを思い描きます。その人は，彼のことをどんな人だと言うでしょう？

「あなたは，私の人生で最も大切な人です。それはあなたが，人が持ちうる友人の中で，最も正直で，信頼できる友人だからです」

次にアレックスは，50歳の誕生日パーティーに出席しています。彼は自分のことを知っていて大切に思っている人のことを思い描きます。この人は，彼のどこがすばらしいと言うでしょう？

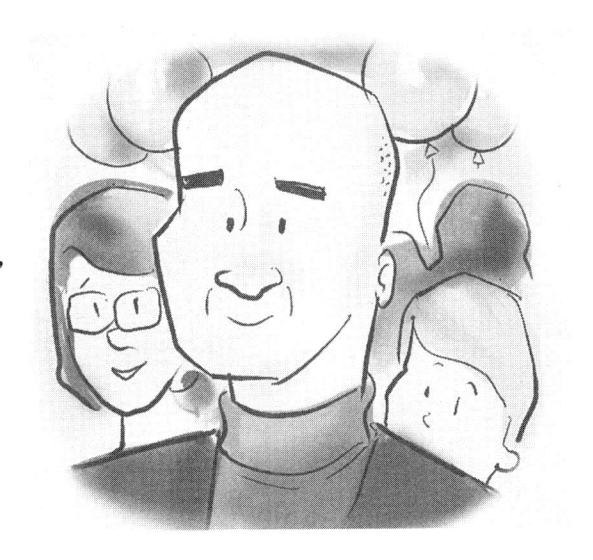

「私はあなたのことを常に尊敬してきましたが，それはあなたが自分の信念に忠実だからです。あなたは，どんなことであっても，正しいことをします」

アレックスが，自分の性格をあらわすのに，ほかの人から使ってもらいたいと思う表現を見てみましょう。

- 楽しい人間で，何でも自ら進んでする
- 危険をおかすのを怖がらない
- 正直
- 信頼できる
- 自分の信念に忠実
- 正しいことをする

　これらの言葉は，アレックスにとってはただの言葉ではありません。これらの言葉は，彼にとってのほんとうの価値です。アレックスが，ロッカーに頭を突っ込んで，ジネルに会うのを避けているとき，彼はこういった価値のどれかに従って生きているでしょうか？

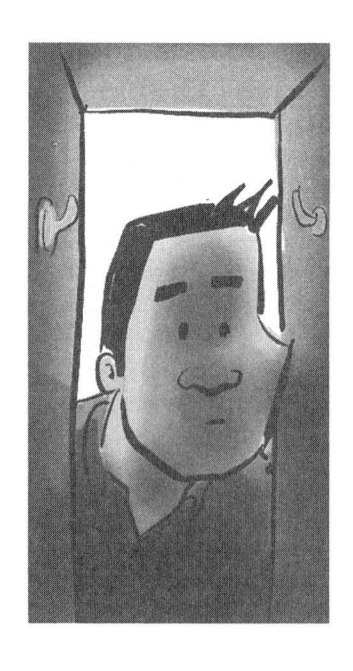

あなたの番です！

　それでは，あなた自身のことを考えて，次のエクササイズをやってみましょう。目を閉じて，将来のあなたの誕生日パーティーを想像してください。あなたのことを知っていて，気にかけてくれている人をだれか思い描いてください。それは今あなたが知っている人かもしれませんし，将来あなたが知り合うことになる人かもしれません。たとえば，友達とか，恋人とか，夫とか妻とか，いつか持つことになるかもしれない子どもとかです。この人物が，あなたのことをどう感じているか，パーティーの席でみんなに伝えます。どんな言葉とか表現を，あなたのことをあらわすのに使っているのを聞きたいですか？

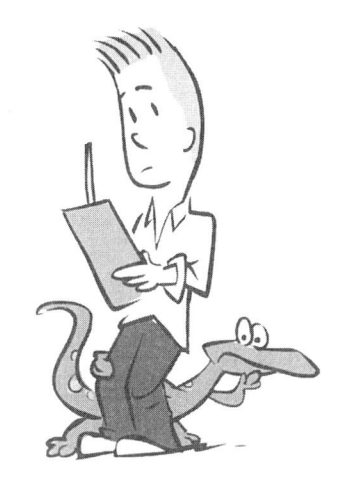

21歳の誕生日：あなたのすごいところは…

_____

_____

30歳の誕生日：あなたは私の人生で一番大切な人です。なぜかというと…

_____

_____

50歳の誕生日：私はあなたのことを常に尊敬してきました。なぜかというと…

_____

_____

あなたが，ほかの人たちがあなたについて言っていると想像した言葉や表現は，あなたにとって大切な個人的な性質を反映しています。あなたが，世界の中でどんなふうにありたいのかを示しています。それがあなたにとっての真の価値です。

✏️　その言葉や表現をここに書きとめておきましょう。

_____

_____

　あなたは，この価値のリストを，この本のこれから出てくるエクササイズで，あなたの行動を導く手助けとして使うことになります。

　価値は，人生の中で，コンパスとしての役割を果たすことができます。その価値は，あなたが心の中で行きたいとわかっている方向へ進む手伝いをしてくれます。あなたが，人生という大海原（おおうなばら）の中で，ボートに乗っていると想像してください。北はあなたの価値の方向です。南は完璧主義（かんぺきしゅぎ）と回避（かいひ）の方向です。あなたが南の方角に進むときには，北より安全だと感じるかもしれませんが，あなたがほんとうに行きたいところにはたどりつくことができないでしょう。

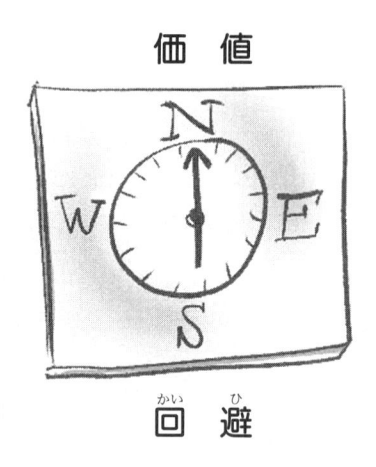

価　値

回　避
かいひ

第6章 私は何を考えていたのか？
事実の確認と価値のテスト

　思考が気持ちを決定し，その気持ちが行動につながります。もしそうだとすると，思考は，思考－気持ち－行動のつながりの一番目として，私たちの生活の中で，大変重要な役割を果たしていることになります。成功や幸せはそういった思考の上に成り立っています。しかし，この思考を常に信用してもいいのでしょうか？　私たちの置かれている状況は，さまざまな異なったやり方で解釈が可能なのです。

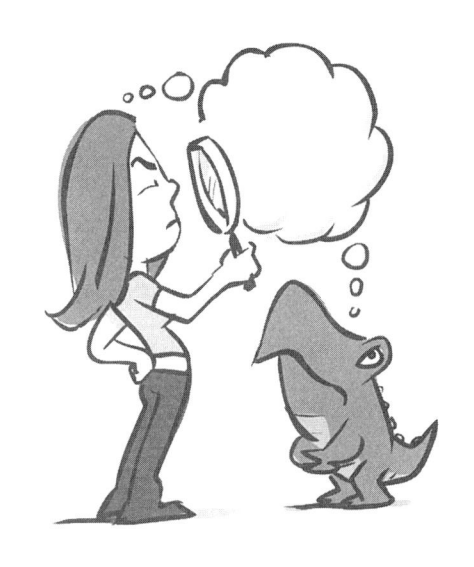

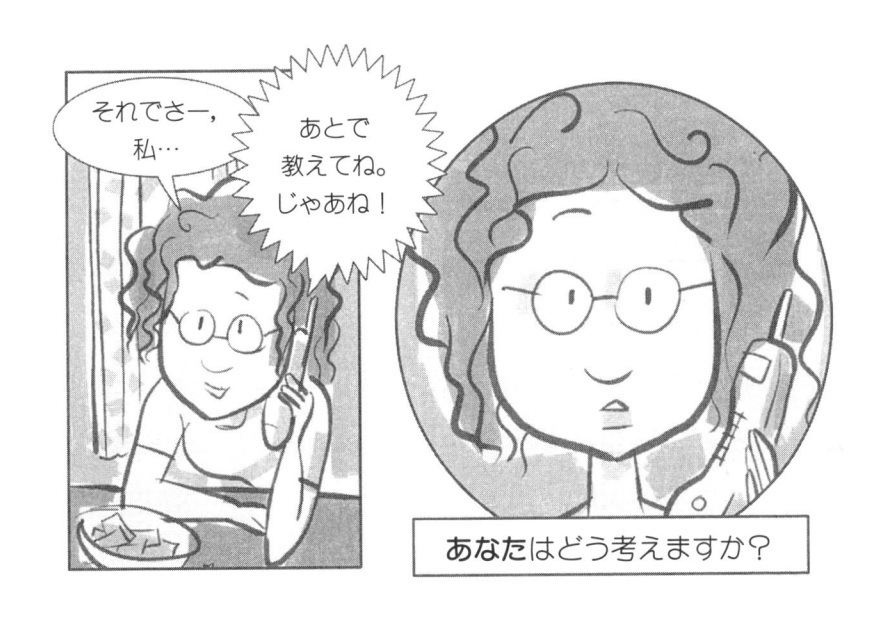

　次のページをめくって，ひとつの状況についての3つの異なった思考が，どんなふうに3つの異なった気持ちと行動につながっているか，見てみましょう。

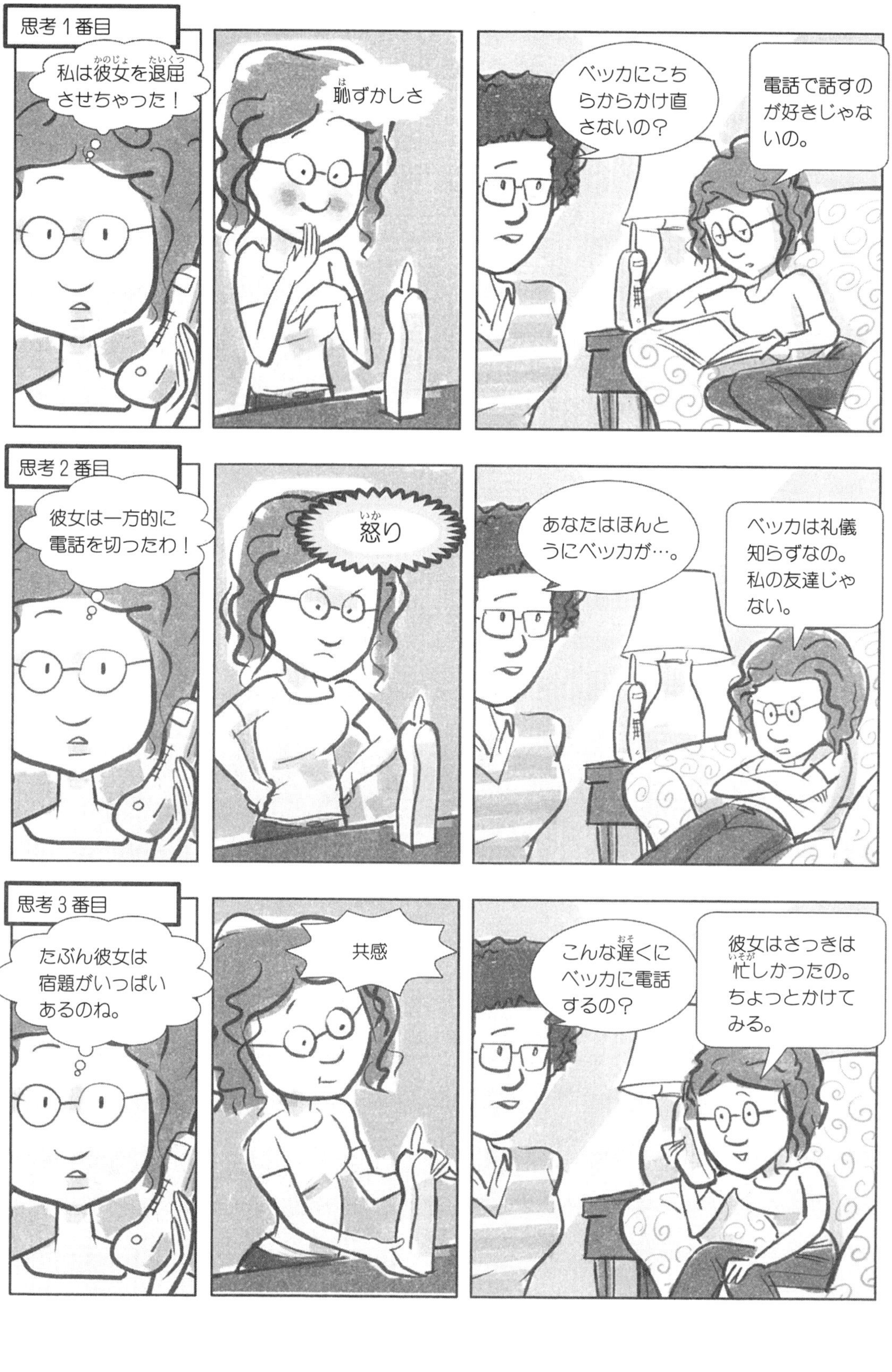
思考１番目
私は彼女を退屈させちゃった！
恥ずかしさ
ベッカにこちらからかけ直さないの？
電話で話すのが好きじゃないの。
思考２番目
彼女は一方的に電話を切ったわ！
怒り
あなたはほんとうにベッカが…。
ベッカは礼儀知らずなの。私の友達じゃない。
思考３番目
たぶん彼女は宿題がいっぱいあるのね。
共感
こんな遅くにベッカに電話するの？
彼女はさっきは忙しかったの。ちょっとかけてみる。

あなたは次のように思うかもしれませんし，そう思うのももっともなことです。「じゃあいったいどの思考を信頼すればいいの？　どの思考を信じればいいか，どうしたらわかるの？」。いい質問です。その答えは，「確実にはわからない」です。質問をもっとうまく言いかえると，「私たちの行動を引き出しているさまざまな思考を，どうやって評価していけばいいでしょう？」です。

思考を評価するには2つのやり方があります。1番目のやり方は，思考のゆがみがあるかどうか探すことで，思考が正確かどうかチェックするというやり方です。2番目のやり方は，その思考が，あなたをどんな気持ちにさせ，最終的にどんな行動をさせるかを調べてみることです。その行動は，あなたを，自分が大切にしていること，自分の価値の方向に向けて進ませるでしょうか？　それとも，それとは逆の方向に進ませるでしょうか？

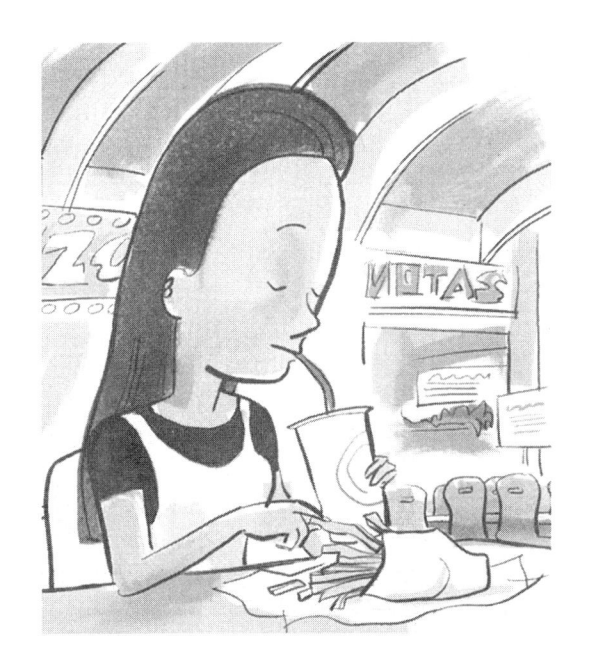

第3章で，フードコートで食事をしていたエリシャを覚えていますか？　彼女がひとりで昼食を食べているときに，友達のグループがたまたま通りかかりました。彼女の思考－気持ち－行動のひとつながりの連鎖反応をもう一度ふりかえってみましょう。今回は，この反応の引き金となったひどいゆがみと，行動の結果を確認してみましょう。彼女の思考は，彼女を回避の方に導いていましたか？　それとももっと大切な個人的価値の方向に導いていましたか？

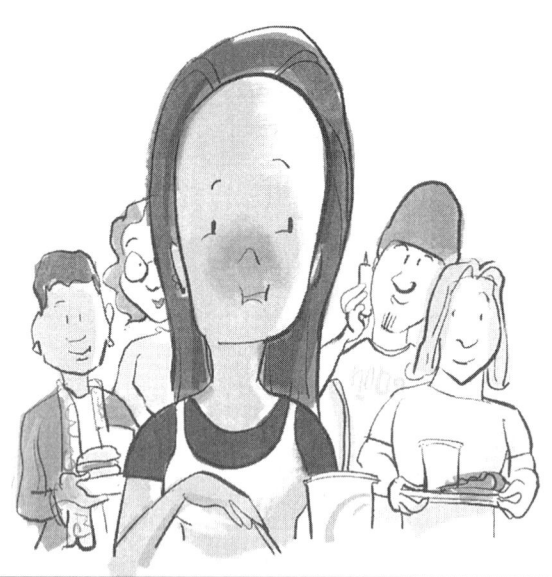

不安を ひきおこす思考	ゆがみ	気持ち	行　動	回避の方向か 価値の方向か？
「私が食べているのを友達が見ることになる」	スポットライト	自意識過剰	すぐに食べるのをやめる	回避
「私は彼らに嫌悪感をあたえてしまう！」	読心術，レッテル貼り	恥ずかしい	食事がからむようなあらゆる社交上の状況を避ける	回避

　もちろん，エリシャにとっての個人的な価値がほんとうはどんなものなのか，私たちにはわかりません。しかし，食事がからむような社交上の状況を断ることが，彼女をより孤立や孤独の方向に向けていることだけは確かです。

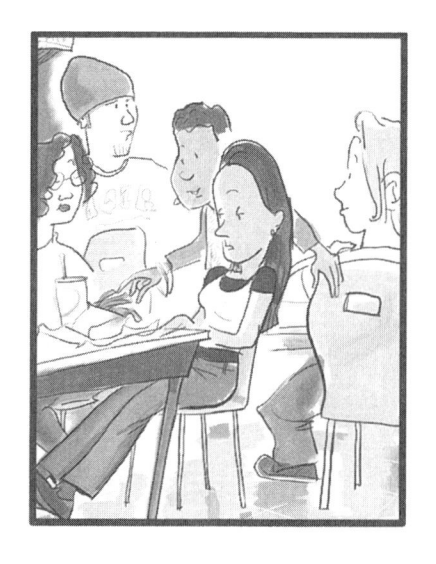

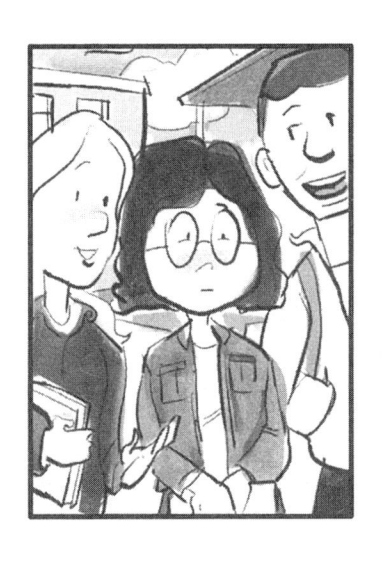

このエクササイズをリズの場合でやってみましょう。彼女は自分が会話で人を退屈にさせてしまうと考えていましたね。

不安を ひきおこす思考	ゆがみ	気持ち	行　動	回避の方向か 価値の方向か？
「私は何て言ったらいいかわからない」	社交上の完璧主義	自意識過剰	だまる	回避
「ふたりは私がだまっているのに気づいている」	読心術，スポットライト	当惑	話しかけられるまでしゃべらない	回避
「ふたりは私が変なヤツだと思っている」	レッテル貼り	自意識過剰	会話から引きこもる	回避

リズは会話から引きこもってしまっていますが，そのことから，彼女の行動の引き金となった思考が信頼できるものだったかどうかについて，どのようなことがわかりますか？

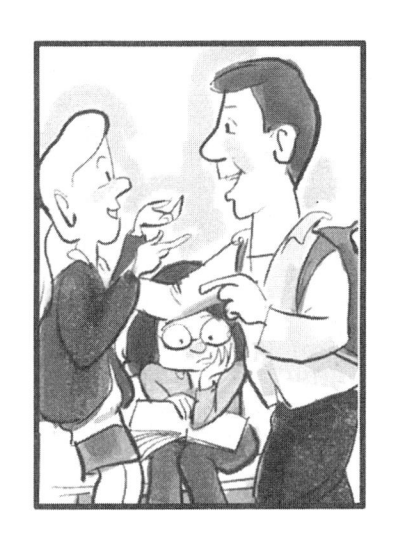

ベラを覚えていますか？ 彼女はグループで自己紹介をしていましたね。彼女のために分析をしてみましょう。

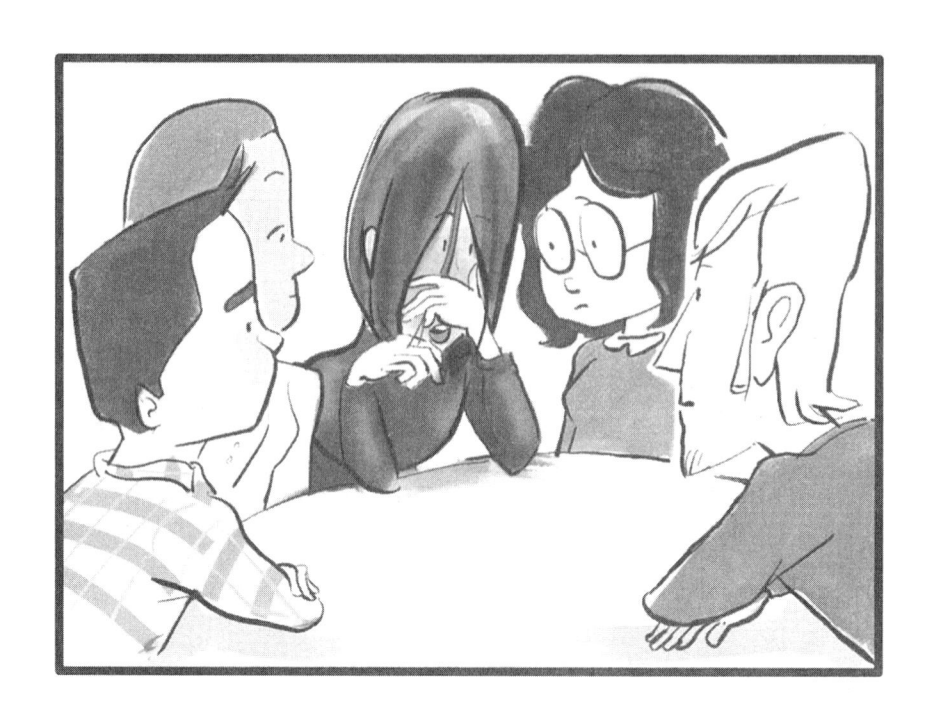

不安を ひきおこす思考	ゆがみ	気持ち	行　動	回避の方向か 価値の方向か？
「私の番になったら，私は顔が真っ赤になる」	スポットライト，破滅的思考，社交上の完璧主義	自意識過剰	うつむく，タートルネックを引き上げる	回避
「全員が，私がどれだけ不安か気づいてしまう」	スポットライト，社交上の完璧主義	当惑	顔が赤くなっているのを隠すために顔をおおう	回避

あなたを不安にさせるような個人的状況を見てみましょう。アイデアが必要であれば、24ページで記入した、一連の連鎖反応にもどってみてください。

状況	
不安をひきおこす思考	
ゆがみ	どんなゆがんだ思考が、あなたの不安をひきおこす予言のもとになっているでしょうか？ ☐ 破滅的思考（起こりうる最悪の結果が起きると仮定する） ☐ 肯定的側面を無視する（評価を受けるのに値するのに、それを拒否する） ☐ レッテル貼り（自分に否定的な名前をつける） ☐ スポットライト（だれもがあなたのことを見ていると考える／自分の心の中で感じていることが外に見えていると考える） ☐ 読心術（ほかの人が考えていることや、これから考えるであろうことを推測する） ☐ 社交上の完璧主義（自分に失敗を許さないような高いハードルを自分自身に設定する）
気持ち	
行動	
回避の方向か価値の方向か？	

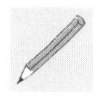

✏️ その調子です。あと2つやってみましょう。

状況	
不安をひきおこす思考	
ゆがみ	どんなゆがんだ思考が，あなたの不安をひきおこす予言のもとになっているでしょうか？ ☐ 破滅的思考（起こりうる最悪の結果が起きると仮定する） ☐ 肯定的側面を無視する（評価を受けるのに値するのに，それを拒否する） ☐ レッテル貼り（自分に否定的な名前をつける） ☐ スポットライト（だれもがあなたのことを見ていると考える／自分の心の中で感じていることが外に見えていると考える） ☐ 読心術（ほかの人が考えていることや，これから考えるであろうことを推測する） ☐ 社交上の完璧主義（自分に失敗を許さないような高いハードルを自分自身に設定する）
気持ち	
行動	
回避の方向か価値の方向か？	

状況	
不安をひきおこす思考	
ゆがみ	どんなゆがんだ思考が，あなたの不安をひきおこす予言のもとになっているでしょうか？ ☐ 破滅的思考（起こりうる最悪の結果が起きると仮定する） ☐ 肯定的側面を無視する（評価を受けるのに値するのに，それを拒否する） ☐ レッテル貼り（自分に否定的な名前をつける） ☐ スポットライト（だれもがあなたのことを見ていると考える／自分の心の中で感じていることが外に見えていると考える） ☐ 読心術（ほかの人が考えていることや，これから考えるであろうことを推測する） ☐ 社交上の完璧主義（自分に失敗を許さないような高いハードルを自分自身に設定する）
気持ち	
行動	
回避の方向か価値の方向か？	

　ここまで来たところで，あなたはたぶんこう考えていることでしょう。「うん，言いたいことはわかった。私の不安をひきおこす自動思考は，必ずしもほんとうではないし，その自動思考は，私の価値の方向に進む手助けにならないようなことを私にさせている。でも，その自動思考をじゃますることができるかい？　とにかく，その自動思考を考えないでいることができないんだ！」

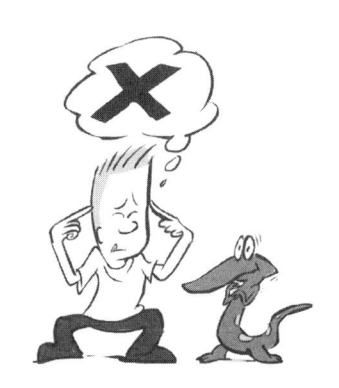

第7章 あなたの思考に言い返す
挑戦し，うまく適応的に対処できるように，あなたの脳を訓練する

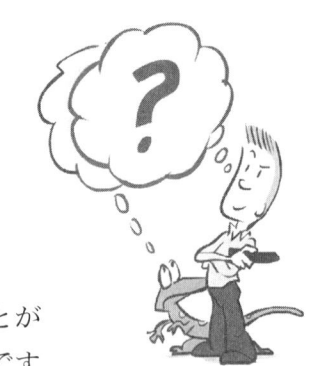

あなたはこれまでバナナのことを考えないようにしたことがありますか？ バナナでなくても，どんな単語でもいいのですが，とりあえず議論のために，バナナでやってみましょう。これから30秒のあいだ，バナナのことを考えないでください。

……27……28……29……30。

どうでしたか？ 実は，ある思考を心の外に追い出そうとしても，その思考を取り除くことはできません。実のところ，逆にもっと頻繁に心の中に浮かんできてしまいます。私たちの思考における変化は，ふつう，私たちの経験における変化からもたらされます。しかし，あなたが，あのおなじみの，不安をひきおこす自動思考を信じているかぎり，新しい経験をすることはおそらくないでしょう。

もし私たちが，新しいことを試し，新しい経験をし，自分の価値の方向に進みたいと願うのなら，私たちは，不安をひきおこす自動思考に挑戦する必要があります。それを遮ったり，消し去ろうとするのではなくて，理屈の通った質問をすることで，自動思考に挑戦するのです。

アレックスがジネルに出会ったとき，どんな種類の質問をしていたらよかったでしょうか？

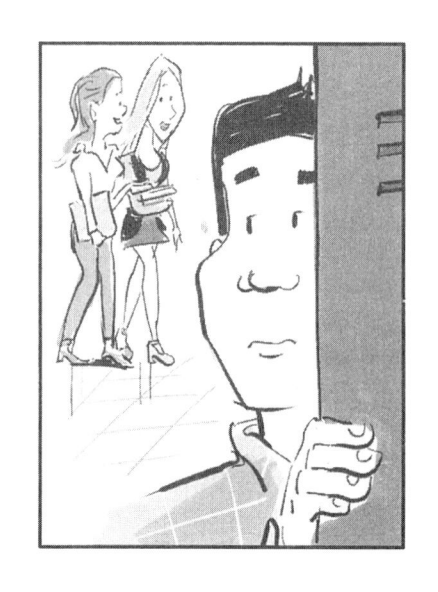

アレックスの不安をひきおこす思考：「ぼくは何て言ったらいいかわからない」
ゆがみ：社交上の完璧主義
自動思考に挑戦する質問：「ぼくはほんとうに『何も言うことがない』とわかっているのか？」

アレックスの不安をひきおこす思考：「ジネルはぼくを変なヤツと思うだろう」
ゆがみ：レッテル貼り
自動思考に挑戦する質問：「気のきいたことが言えないということが，そのままイコール変なヤツということになるか？」

アレックスの不安をひきおこす思考：「もしぼくが，ジネルの前で恥ずかしい思いをしたら，彼女は友達全員にぼくがどんなに変なヤツか話して，それで学校全体がぼくを変なヤツと考える」
ゆがみ：破滅的思考
自動思考に挑戦する質問：「どんなことがもっと起こる可能性が高いだろう？　どうやったらうまく適応的に対処できるだろう？」

　そして，やってみた後……

アレックスの不安をひきおこす思考：「彼女はほとんどぼくのことをだれだかわからなかった。彼女が言ったのは『こんにちは』だけだった」
ゆがみ：肯定的側面を無視する
自動思考に挑戦する質問：「まあまあなことをぼくは何かしたかな？」

　　　　　　　自分の自動思考に挑戦する質問が，あなたがうまくやっていくための対処をうながす「適応的思考」になります。どんな適応的思考を，アレックスが思いついたか見てみましょう。

アレックスの自動思考に挑戦する質問：「ぼくはほんとうに『何も言うことがない』とわかっているのか？」
彼の適応的思考：「ぼくは何か言うことを考えつくかもしれない。ほほえみかけて『こんにちは』と言うことくらいは確実にできる。それでも大したものだ」

アレックスの自動思考に挑戦する質問：「気のきいたことが言えないということが、そのままイコール変なヤツということになるか？」
彼の適応的思考：「ほかの人が何と言っていいかわからなくても、ぼくはその人を変なヤツと考えない。彼女だってぼくが変なヤツと考えないだろう」

アレックスの自動思考に挑戦する質問：「どんなことがさらに起こってくるだろう？どうやったらそれにうまく対処できるだろう？」
彼の適応的思考：「ジネルはぼくの方を見ることすらしないかもしれない。彼女はすごく無礼で横柄にふるまうかもしれない。もしそんなことが起こったら、友達に相談してみよう。少なくとも彼女はぼくにふさわしくないとわかるだろう」

　そして、やってみた後……

アレックスの自動思考に挑戦する質問：「まあまあなことをぼくは何かしたかな？」
彼の適応的思考：「ぼくは自己主張ができた。ぼくは彼女のところまでまっすぐ行って『こんにちは』と言った。ぼくは、自分が考えていたよりも勇敢だったということを、自分自身に証明できた。これで彼女はぼくが存在していることがわかったし、ぼくは彼女ともっと知り合うチャンスができた」

あなた自身の，不安をひきおこす思考をひとつ取り上げて，下の表を埋めてみましょう。次にあげる，自動思考に挑戦する質問を自由に使ってください。

破滅的思考：「どんなことがさらに起こってくるだろうか？　どうやったらうまく対処できるだろう？」

肯定的側面を無視する：「まあまあのことを私は何かできたか？」

レッテル貼り：「この言葉は，私にとって，あらゆる状況の，あらゆる時にあてはまるだろうか？」

スポットライト：「みんなは，私以外の何かに注意を払っているだろうか？　私のしていることをほんとうにそんなに気にしているだろうか？」

読心術：「これがほかの人が考えていることだということの，証拠は何があるだろうか？」

社交上の完璧主義：「私は，自分がほかの人に対して期待しているより，自分に対してよけいに期待しすぎていないだろうか？」

不安をひきおこす思考	
ゆがみ	どんなゆがんだ思考が，あなたに不安をひきおこす予言のもとになっているでしょうか？ □ 破滅的思考（起こりうる最悪の結果が起きると仮定する） □ 肯定的側面を無視する（評価を受けるのに値するのに，それを拒否する） □ レッテル貼り（自分に否定的な名前をつける） □ スポットライト（だれもがあなたのことを見ていると考える／自分の心の中で感じていることが外に見えていると考える） □ 読心術（ほかの人が考えていることや，これから考えるであろうことを推測する） □ 社交上の完璧主義（自分に失敗を許さないような高いハードルを自分自身に設定する）
自動思考に挑戦する質問	
適応的思考	

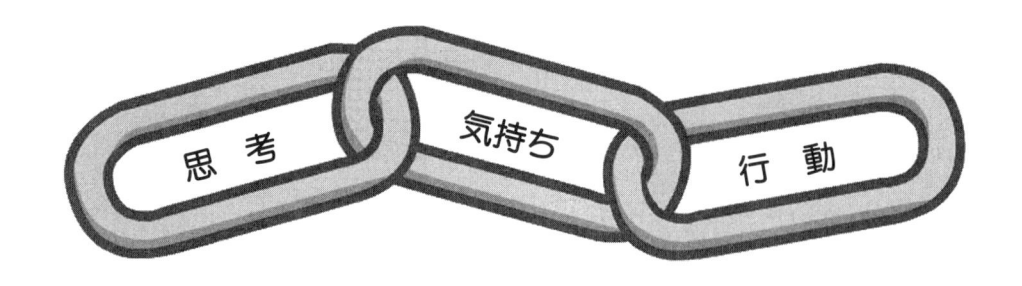

思考－気持ち－行動の連鎖反応を覚えていますか？　あなたの思いついた，ひとつひとつの適応的思考が，あなたがこれまであんなに長いこと使ってきた，不安をひきおこす自動思考の代案になります。うれしいことに，忍耐強く練習すれば，適応的思考は，自分が怖いと思っていることに正面から立ち向かうことの手助けとなってくれますし，自分が怖いと思っていることに正面から立ち向かえば，新しい思考のやり方を作り出す新しい経験をすることができるのです。

第8章 危険に身をさらす，エクスポージャーのはしご
回避から行動へ

　アレックスはここまでよくやってきました。彼は自分の大切にしていること，すなわち価値をはっきりさせました。そして，自分が怖いと思う状況を回避することが，自分が欲しいものを手に入れることと反対の方向に導いていることを理解しました。彼は自分の不安な気持ちと回避行動をひきおこしている自動思考を突き止めました。この自動思考にゆがみがないかどうか調べ，うまく対処するための，適応的思考につながる質問をすることで，自動思考に挑戦しました。彼はもう大丈夫でしょうか？ 彼の回避行動はすっかり消えてしまっているし，あなたがこの本でここまで学習作業を進めてきていれば，あなたの回避行動も消え去っているでしょうか？

　そんなに急にはいきません。適応的思考は，そう簡単には，不安をひきおこすゆがんだ思考に，とってかわりはしません。ゆがんだ自動思考は，理屈で考えるだけでは，やっつけられないのです。吸血鬼と同じで，こういった思考は，日の光にさらされないと永遠に生き続けます。私たちが思考するやり方をほんとうに変えるには，私たちが回避してきたことを，わざと経験する必要があります。私たちには，危険に身をさらす，エクスポージャー（exposure：さらすこと）といわれる作業が必要です。エクスポージャーとは，あなたが怖いと思っていることから遠ざかる代わりに，怖いと思っていることの方向に向かって進むことです。あなたが怖いと思っていることに繰り返し立ち向かうことで，あなたはその恐怖をてなずけ，先に進むことができるでしょう。

　アレックスが自分に自信をつけるには，彼は実際にジネルに話しかける必要があります。

　アレックスはどんな状況が自分にとって大切かわかっています。それは，ジネルといっしょにいるあらゆる状況です。彼は自分が一番惹かれている，まさにその人物を避けていますし，そのことにうんざりしています。アレックスは，自分が回避している状況を，エクスポージャーに変える必要があります。

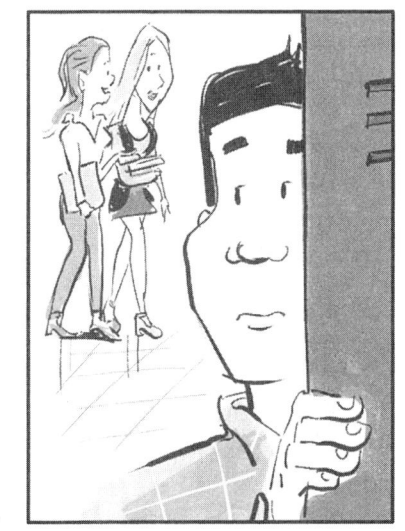

少し時間をとって，あなた自身が回避している状況を選び，それをエクスポージャーに変化させてみましょう。この表の，それぞれの状況について考えてみてください。それぞれの状況の怖さを1点から10点で点数をつけ，あなたの価値でみると，それぞれの状況がどれだけあなたにとって大切か，最もあてはまるところにチェックをしてください。リストの一番下には，あなたが自分の状況について書き込めるように空白をもうけてあります。

回避している状況	怖さの点数 (1-10)	とても大切	大切	大切でない
電話に出ること，電話で話すこと				
教室で質問に答えること				
だれかをいっしょに遊びに行こうと誘うこと				
パーティー，ダンス，学校の行事に参加すること				
ほかの人の前で，顔が赤くなったり，手がふるえたり，汗をかいたりすること				
ほかの人の前で食事をすること				
ほかの人がすでに席に着いているときに部屋に入ること				
クラスで，みんなの前で，レポートを提出したり，音読をしたりすること				
デートに行くこと				
自分の写真を撮られること				
だれかを自宅に招くこと				
体育のクラスに出席すること				
公衆の面前で演劇の役を演じたり，楽器の演奏をしたりすること				
大人と話すこと				
会話を始めたり，会話に加わったりすること				
会ったことのない人や，あまりよく知らない人に話しかけること				
携帯メールを送ること				
学校や公共の場所でトイレに行くこと				
学校の校舎などの大きい建物の廊下を歩いたり，自分のロッカーのそばでたむろすること				
10代の若者のグループといっしょに働くこと				
ホワイトボードや黒板に字を書くこと				

さて，これであなたは，自分が回避してきた状況のうちで，どの状況が自分にとって大切か，はっきりさせることができましたね。それでは，そのうちひとつの状況を取り上げて，取り組んでみましょう。その状況は，あなたが大切にしているもの，あなたの価値を反映したものでないといけません。あなたはこれから，その自分が回避している状況を，危険に身をさらすエクスポージャーに変化させることになります。「ぼくが避け続けている，まさにその状況に身をさらすだって？　そんなことできるわけないよ」とあなたは言うかもしれません。

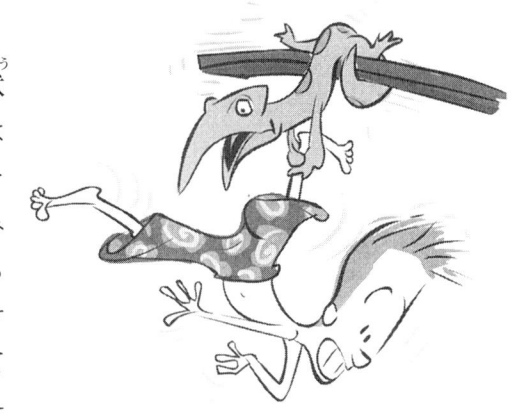

　心配はいりません。最初から，高飛び込みの台から飛び込むみたいに，むずかしいことから始めたりはしませんから。プールの端っこの，浅いところから始めます。

　アレックスが選んだ，回避している状況を見てみましょう。アレックスが選んだのは，「ジネルをデートに誘う」です。このことは彼にとって非常に大切で，彼はこれを怖さの点数で満点の10点をつけました。そんなレベルのきまりの悪さに自分の身をさらしてエクスポージャーをするのは，不可能な目標に見えますし，確かにいっぺんに達成できることではありません。アレックスは，この新しいエクスポージャー用の状況を，はしごの一番上の段に置きます。そして，それに向かって登っていく，もっと小さくて，もっと怖くないステップを下の段に置いていきます。これがアレックスのエクスポージャーのはしごです。

アレックスのエクスポージャーのはしご

段	状況
10	ジネルをデートに誘う。
9	彼女に宿題をいっしょにやろうと誘う。
8	彼女に電話するか，メールする。
6	彼女の隣に座り，会話を始める。
5	彼女に「こんにちは」と言う。

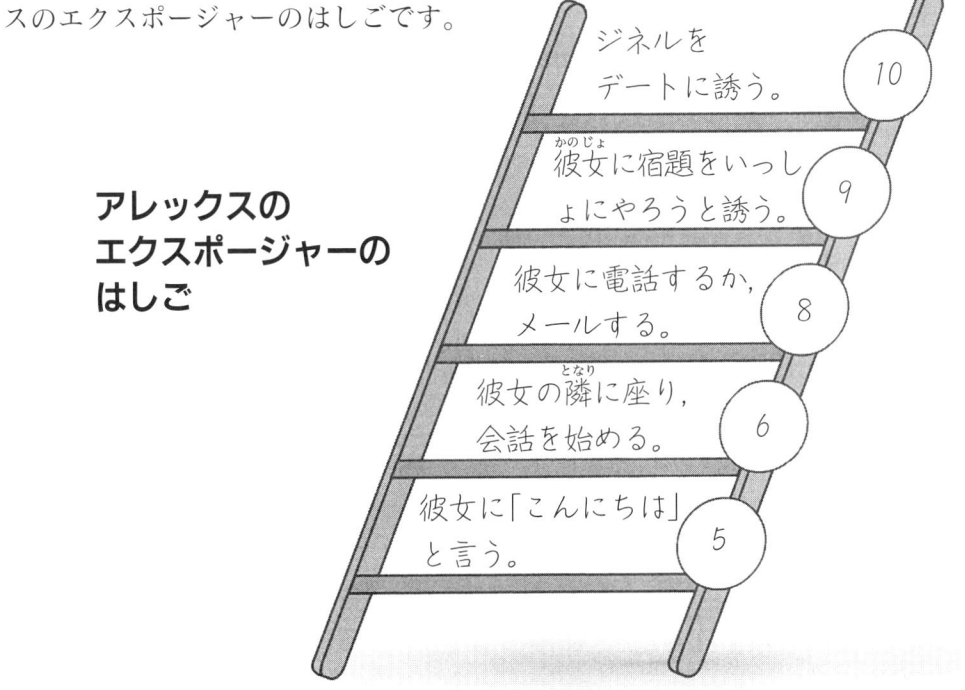

ちょっとアレックスのことは保留にして，あなたのことにもどりましょう。下のイラストの，はしごの一番上の段に，あなたが立ち向かいたい状況(じょうきょう)を書いてみましょう。一番下の段に，その方向に向かう，あなたが考えつくかぎりで一番怖(こわ)くないステップを書きましょう。たとえば，もしあなたの一番上の段が，授業で発表をすることであれば，あなたの一番下の段は，友達にジョークを話すことかもしれません。ひとつひとつ，下の段の上に，次のエクスポージャーが積み上がるように，あなたのはしごに書き込(こ)みましょう。時間をかけて，あなたのはしごを作りあげてください。なぜなら，この本の中で，これからずっと最後まで，そのはしごを使い続けることになるからです。

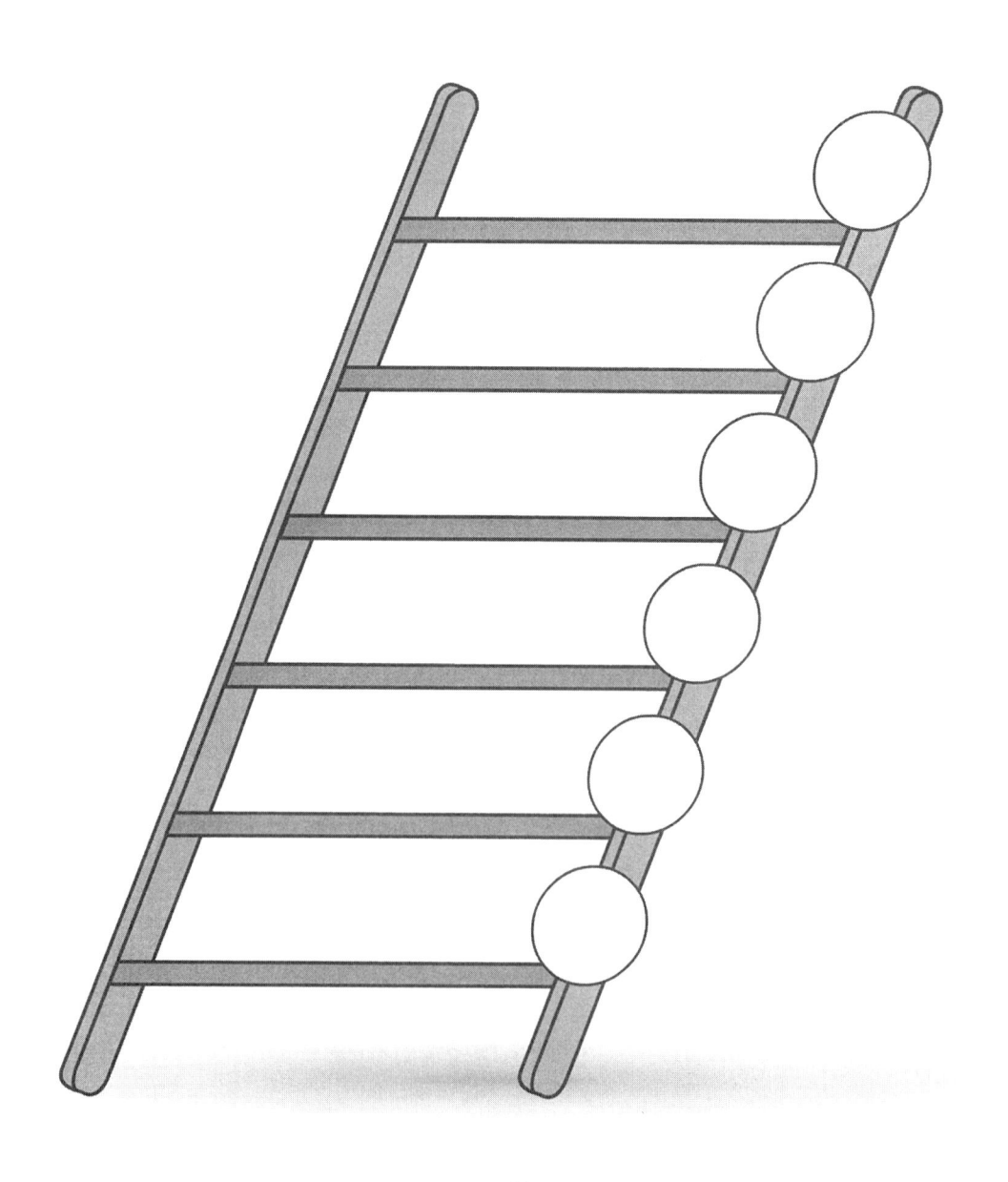

もしあなたに考えるヒントが必要であれば，ここに，よくある回避／エクスポージャーの状況用に作ったはしごの例があげてあります。はしごの段の順番は，はしごを完成させるそれぞれの人ごとに異なるでしょう。そこで，マルの中に1から10までの数字を書き入れて，それぞれのエクスポージャーがあなたにとってどのくらい怖いか点数をつけてください。

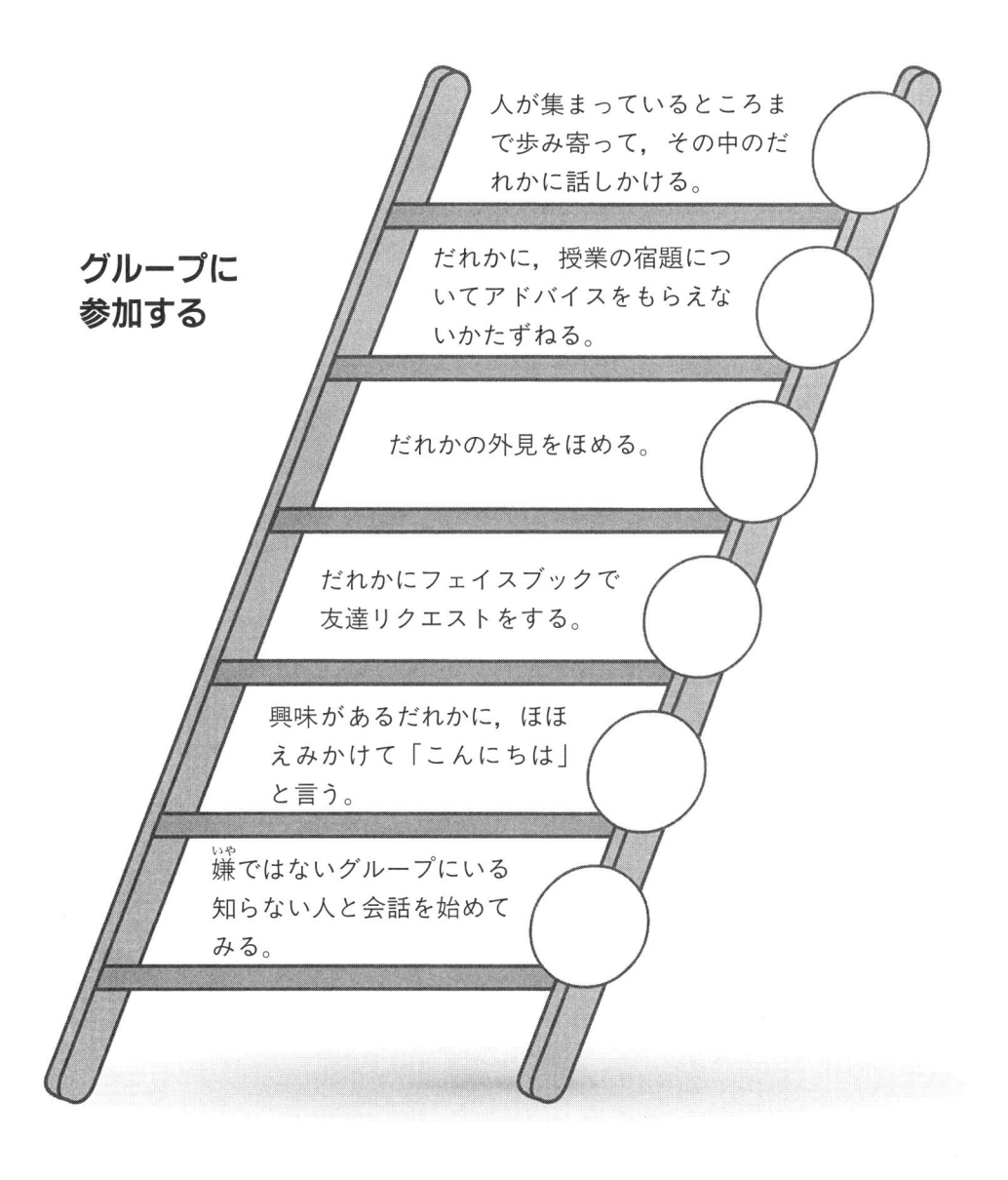

グループに参加する

- 人が集まっているところまで歩み寄って，その中のだれかに話しかける。
- だれかに，授業の宿題についてアドバイスをもらえないかたずねる。
- だれかの外見をほめる。
- だれかにフェイスブックで友達リクエストをする。
- 興味があるだれかに，ほほえみかけて「こんにちは」と言う。
- 嫌ではないグループにいる知らない人と会話を始めてみる。

**会話を
開始する**

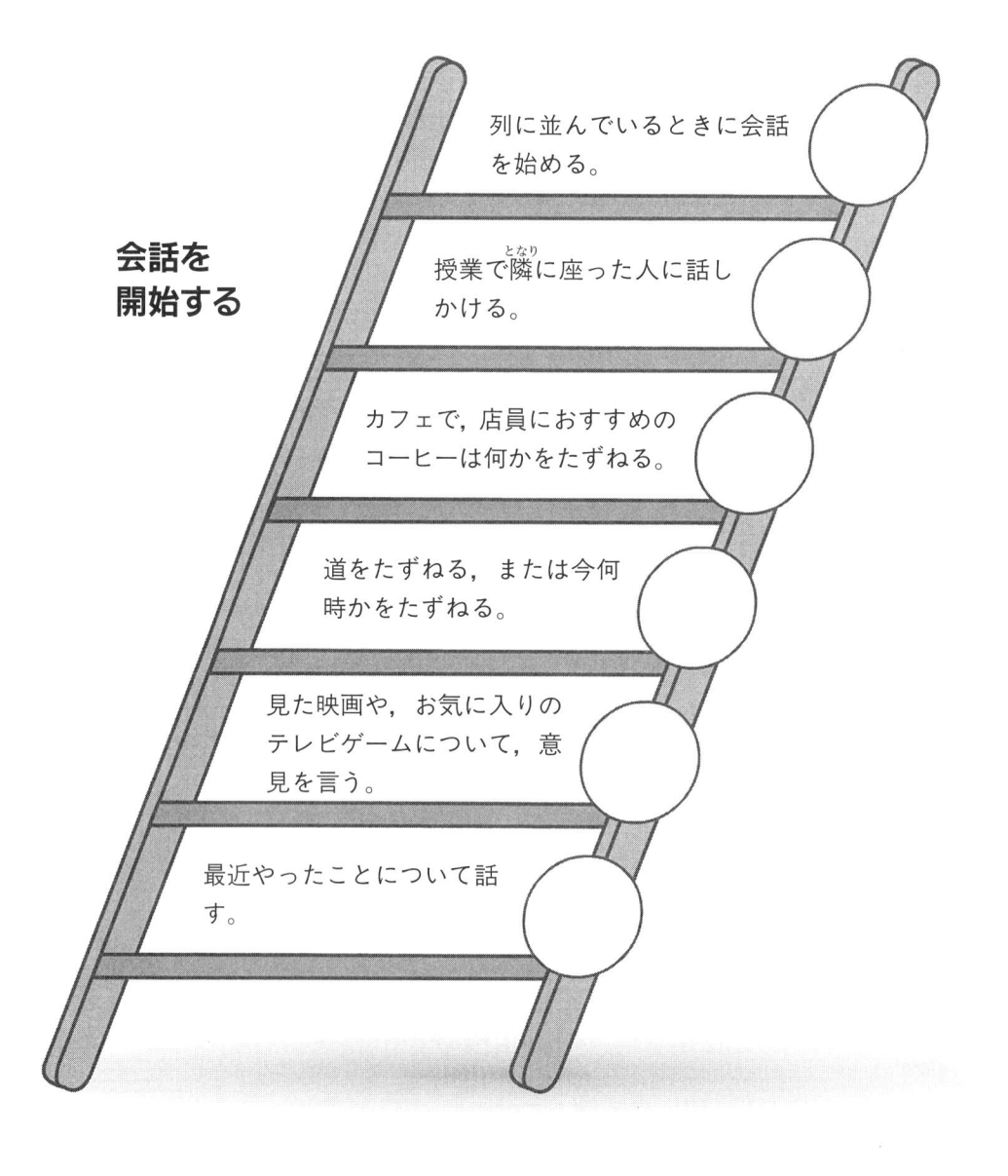

列に並んでいるときに会話を始める。

授業で隣(となり)に座った人に話しかける。

カフェで，店員におすすめのコーヒーは何かをたずねる。

道をたずねる，または今何時かをたずねる。

見た映画や，お気に入りのテレビゲームについて，意見を言う。

最近やったことについて話す。

**デートを
する**

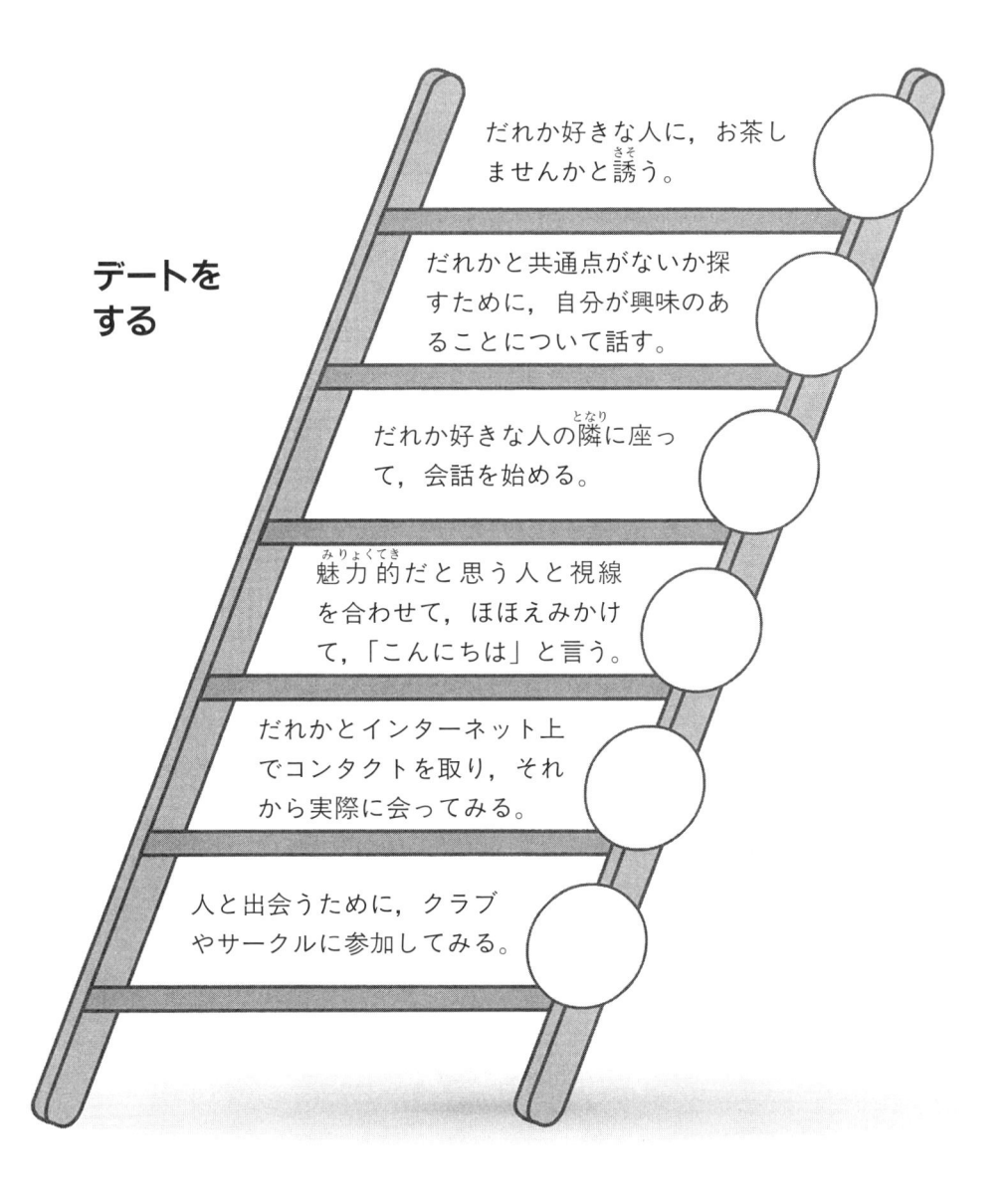

- だれか好きな人に，お茶しませんかと誘う。
- だれかと共通点がないか探すために，自分が興味のあることについて話す。
- だれか好きな人の隣に座って，会話を始める。
- 魅力的だと思う人と視線を合わせて，ほほえみかけて，「こんにちは」と言う。
- だれかとインターネット上でコンタクトを取り，それから実際に会ってみる。
- 人と出会うために，クラブやサークルに参加してみる。

人前で話す

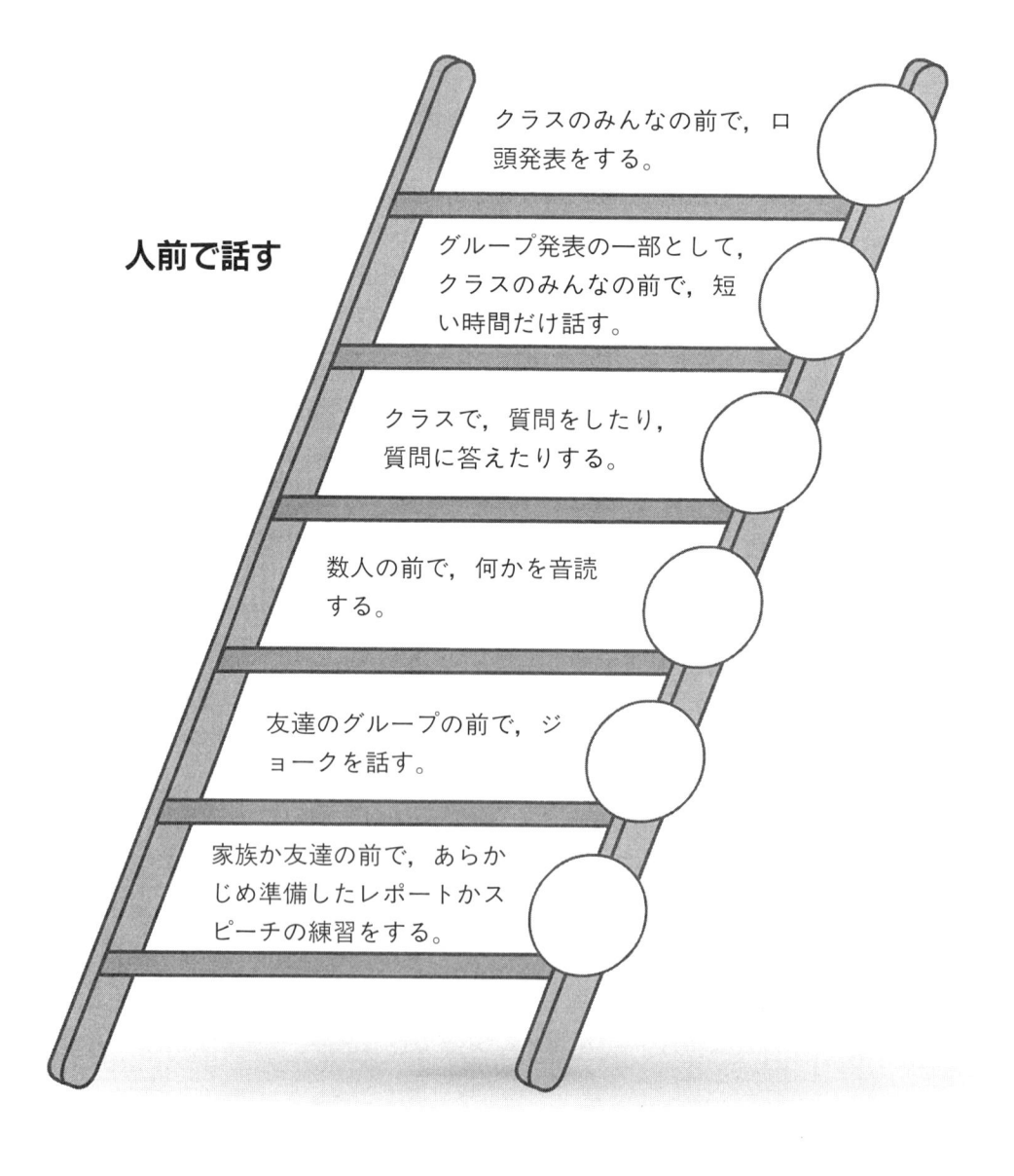

- クラスのみんなの前で、口頭発表をする。
- グループ発表の一部として、クラスのみんなの前で、短い時間だけ話す。
- クラスで、質問をしたり、質問に答えたりする。
- 数人の前で、何かを音読する。
- 友達のグループの前で、ジョークを話す。
- 家族か友達の前で、あらかじめ準備したレポートかスピーチの練習をする。

第9章 はしごをつかめ！
エクスポージャーのはしごにしっかりつかまろう

　自分のエクスポージャーのはしごを完成させましたか？　すばらしい！　よくできました！　ですが，たぶん，一番はじめのエクスポージャーをやる機会があっても，自ら飛びついてそれをやるというわけにはなかなかいきません。なぜなら，これまでに同じようなことをやって，そのことを後悔してきているかもしれないからです。新しい戦略，よりよいサポート，より正確に結果を判断する方法が必要になります。それでは，アレックスといっしょに，彼が次のエクスポージャー表を記入し，はしごの一番下の段の準備をする様子を見てみましょう。

　アレックスは，自分がこれから立ち向かおうとしているエクスポージャー，つまり自分がこれまで避けていた状況に，名前をつけるところから始めます。これがはしごの一番下の段で，ジネルに「こんにちは」と言うことです。次の行の，彼の「不安をひきおこす予言」は，彼が自分がその状況に身をさらしたときに，起きるのではないか，きっと起きるだろうと恐れていることがらです。次が彼の「完璧主義者の目標」で，彼をもっと不安にさせるだけの現実的でない期待です。社交上の完璧主義は，人が失敗することや番狂わせのことをする余地をあたえません。ですから，もしアレックスが，この「完璧主義者の目標」をもったままエクスポージャーをするなら，彼は失敗する運命にあります。

エクスポージャー	どんな恐れている状況に，あなたは立ち向かおうとしていますか？ ジネルに「こんにちは」と言うこと
不安をひきおこす予言	何が起こるのを恐れていますか？ ぼくは緊張しているように見えるだろう。彼女はぼくを変なヤツとか，気持ち悪いと思うだろう。
完璧主義者の目標	あなたはこの状況で，どうふるまうべき，どうほかの人から見えるべきと考えますか？ 落ち着いて自信にあふれている。

　アレックスの，自分が女の子のそばにいるときには落ち着いて自信にあふれているべきだという考えは，現実的ではありませんし，彼をさらに不安にさせているだけです。

アレックスがエクスポージャー表の次の部分に行く前に，アレックスが答えておかなければならない非常に大切な質問があります。それは，彼の思考ではなく，彼のこれまでの行動についての質問です。その質問というのは，「彼がこれまで，自分に不安をひきおこすような予言がほんとうに起きてしまうのを防ぐために，何をやってきたのだろうか」というものです。

　アレックスは，あるとき，ジネルと，理科の授業で，グループ研究で同じグループになりました。彼はしばらくのあいだそのグループにいて，実際にジネルに話しかけたことすらありました。しかし，彼は口を開く前に，自分の話したことがばかみたいな印象をあたえないように，これから話す内容をすべて頭の中でリハーサルしていたのです。彼は決してジネルを直接見つめることはしませんでしたし，研究のことだけ話し，個人的なことは何も話しませんでした。アレックスは視線をノートの上にしっかり固定して，危機が過ぎ去るのをじっと待っていたのです。

　アレックスがしていたことは，「安全行動」と呼ばれる行動で，「回避」のもう少し複雑なタイプのものです。安全行動というのは，私たちが，起きるのが怖いと思っていることが，起きてしまうことを防ぐために行っている行動のことです。これはちょうど，溺れるのを防ぐために，浮きをつけて泳ぐようなものです。浮きは，あなた自身が浮いていられる能力をもっているんだという自信をつける手助けをしてはくれません。あなたはいつまでたっても，自分が溺れない理由は，浮きをつけているからだと考えるでしょう。

　ここにいくつか安全行動の例をあげておきます。

- 友達に電話する前に，何を言うかすべて考えておく。または，電話をかける代わりにメールをする
- パーティーには行くが，会話を自分から始めることはしない
- だれかを遊びに行くのに誘うが，その人はあなたがほんとうに興味をもっている人ではない
- 学校には行くが，人の目を見つめることはしない
- 自分が怖いと思わない人としか話さない
- 人があなたを見つめないように，教室の後ろに座る
- 人付き合いをするような集まりがあるときには，アルコールやほかの薬物を使用する
- 自分が発音をまちがえるんじゃないかと思うようなものをレストランで注文しない

アレックスは，過去の経験から，自分が惹かれる女の子のそばにいるときには，自分がリハーサルしたことしか言わず，目を合わせることを避けていることがわかっていました。もし彼が同じことをジネルに対してするなら，彼はほんとうに自分の不安をひきおこす予言をテストしたことにはならないでしょう。ですから，したらいけないことを思い出せるようにするために，彼は表の中に次のように書いたほうがいいでしょう。

安全行動	あなたは不安をひきおこす予言が起きないように，ふつう何を行っていますか？ 目が合うのを避ける，これから言うことをリハーサルする。

アレックスは，この状況において，彼の思考と行動で，何がまちがっていたかを正確に突き止めました。表の次のセクションは，アレックスが，回避を避けるのに手助けになるような新しい考え方の概略を書くことができるようにデザインされています。時間をかけてこういった質問のことを考え，答えを書くことが，エクスポージャーを成功させるには欠かせません。

不安をひきおこす予言	何が起きるのを恐れていますか？ ぼくは緊張しているように見えるだろう。彼女はぼくを変なヤツとか，気持ち悪いと思うだろう。
ゆがみ	どんなゆがんだ思考が，あなたの不安をひきおこす予言のもとになっているでしょうか？ ☐ 破滅的思考（起こりうる最悪の結果が起きると仮定する） ☐ 肯定的側面を無視する（評価を受けるのに値するのに，それを拒否する） ☑ レッテル貼り（自分に否定的な名前をつける） ☐ スポットライト（だれもがあなたのことを見ていると考える／自分の心の中で感じていることが外に見えていると考える） ☑ 読心術（ほかの人が考えていることや，これから考えるであろうことを推測する） ☐ 社交上の完璧主義（自分に失敗を許さないような高いハードルを自分自身に設定する）
適応的思考	一番不安に感じたとき，あなたはどんなことを心に思い描けるでしょうか？ ぼくはただ友好的にしていればいい。もし彼女がぼくに対して否定的な反応をするなら，ぼくはそのことにも対処できる。彼女はぼくにふさわしい女の子ですらないかもしれない。
現実的な目標	不安に感じていたとしても，どんなことが達成できるでしょうか？ ほほえんで，彼女の目を見つめ，会話を始めようとする。
価値	何があなたをこの方向に動かす動機になっていますか？ 自分に正直であること。

アレックスは，自分の自動思考に対して疑問を呈することで，自動思考の中のゆがみを突き止めることができ，不安をひきおこすような予言が必ずしも起きるわけではないとわかりました。アレックスの適応的思考は，前に述べた，彼のゆがみのある，不安をひきおこすような思考への直接的な解答になっています。現実的な目標は，彼の完璧主義者の目標を置きかえるものです。この目標は，達成中に彼が不安を感じていても，達成可能だと自分で思えるような，外から観察可能な行動です。目標は，安全行動に逃げこまないということだけでもかまいません。もしアレックスが，ジネルのところまで歩いて行って，彼女を見つめ，「こんにちは」と言えば，それだけで彼の成績は「優」です。

　表を完成させるうえで，アレックスが自分にたずねることができる最も大切な質問は，「私をこの方向に向かって動かしている個人的価値とは何だろう」です。彼は，事態が大変なことになってきたときに備えて，その答えを心の中にもっておく必要があります。それが彼を自分の進むべき道筋に導いてくれるコンパスです。

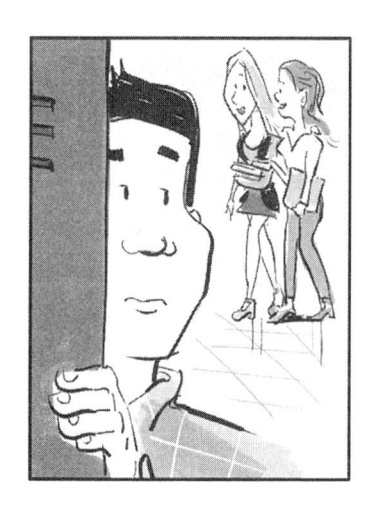

　しかし，アレックスが準備をしていても，不安をひきおこすような思考は強まり始め，どんどん大きく，しつこくなります。体も反応して，心臓はどきどきし，顔は熱くなり，筋肉は緊張し，手はふるえます。彼の心は彼に「やめろ。彼女はおまえのことをばかだと思うだろう。おまえは何も言うことが見つからないだろう」「ジネルにはどんなにおまえが緊張しているかはっきりわかるだろうし，そうしたら彼女はおまえのことを弱くて変なヤツだと思うだろう」と告げます。もし今，彼が自分のこういう思考の言うとおりにするなら，彼は，ロッカーに頭を突っ込むでしょう。

　もしアレックスがこのエクスポージャーをやりとげるつもりなら，彼は，あのおなじみの不安をひきおこす思考のドラムの音が鳴っているなかでやらなければなりません。そのドラムの音は，魅力的な女の子がそばにいるときにはいつも，彼の頭の中でこれまで何年間も鳴りひびいていたものです。彼はこの，映画のサウンドトラックのような音にはうんざりしています。この音は，自分にはふさわしくないとわかっていますが，この音が高らかにひびいていると，彼は不安になります。そして不安になると，足が勝手に動いて，自分の価値の方向から遠ざかってしまうのです。

結論としては，アレックスと同じように，あなたも，だれがボスになるか決める必要があります。つまり，ハ虫類の脳か，あなたかです。あなたの注意のすべてを，あなたのもつ疑いや恐れに対して向けてしまうなら，あなたは自分の価値の方向に向かって進むことにはなりません。人生においては，スポーツと同様，目も耳も，しっかり目標に向け続けていなければならないのです。

　もし不安のドラムの音が鳴り止まないなら，あなたは自分の適応的思考に集中する必要があります。そして，ナイキのスローガンの言っているように，「とにかくやる」しかないのです。

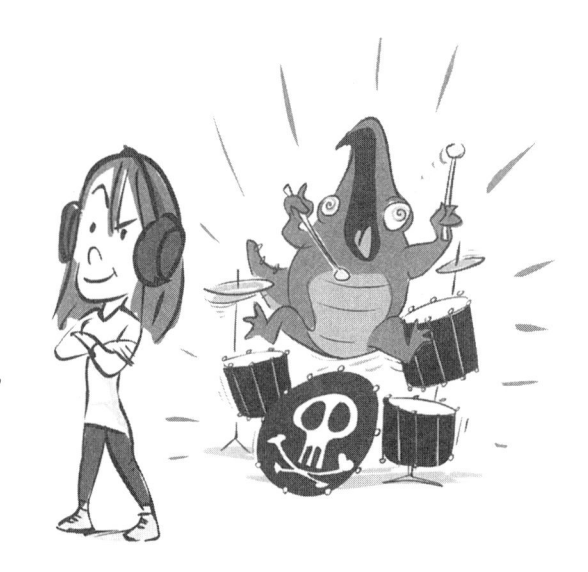

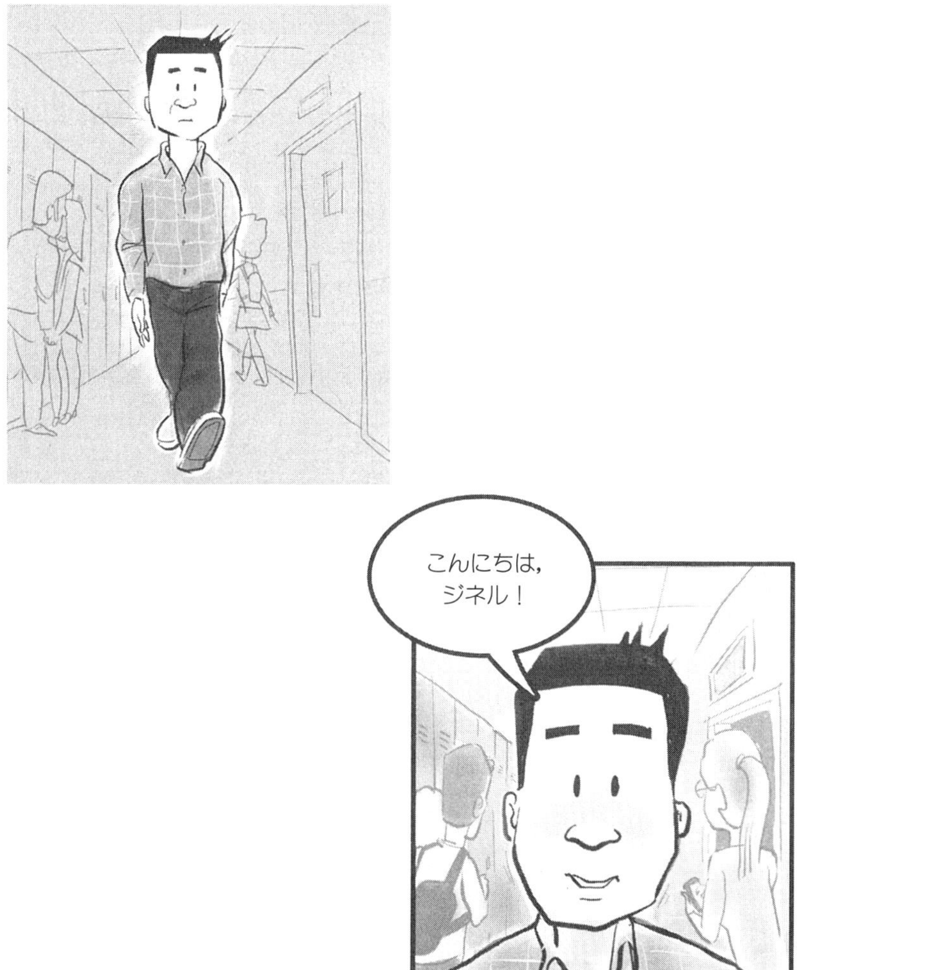
こんにちは，ジネル！
ああ，ええっと…
ぼくはアレックス。
アレックスね。

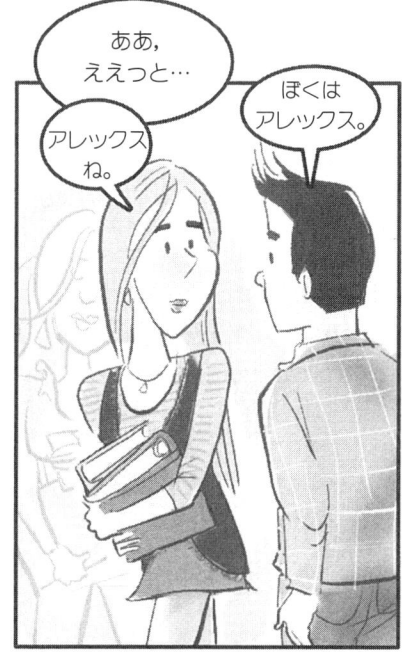

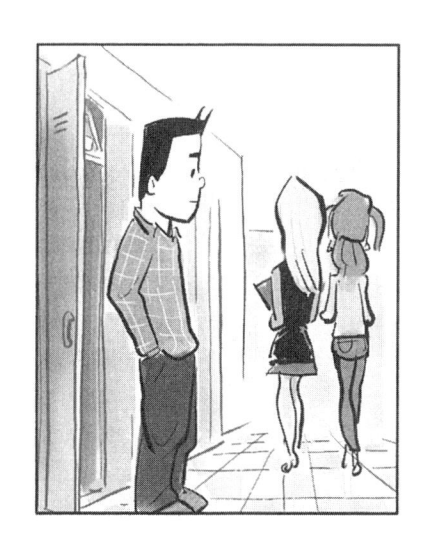

さて，確かにぎこちなかったですね！　不安をひきおこす思考や不安な感情が薄れるにつれて，アレックスは安心してため息をつきます。そして，私たちが「今のは，やる価値があったのか？」と疑問をもつのも，もっともかもしれません。アレックスは，こんなに大変な苦労なんて，回避していればよかったのでしょうか？

確かに，ジネルがぱっとほほえんで，たちまちその場でアレックスにひとめぼれするというわけにはいきませんでした。彼女は彼の名前すら覚えていませんでした。アレックスには，今彼女が彼のことをどう思っているかわかりません。ひょっとしたら，彼のことを笑っている可能性だってあります。

どんなエクスポージャーをやっても，どんな人付き合いがあっても，人見知りの人というものは，自分がまちがっていたかもしれないということに執着するものです。「私は…というべきだった」「私はどうして…しなかったんだろう」といった思考が，人見知りの人の頭の中で，何度も何度も繰り返されます。自分がすべきだったことを何度も頭の中で繰り返すのは，完璧主義者の考え方です。だれもそんな水準を満たすことはできませんし，もしアレックスが自分の経験を，そういった条件で評価していれば，彼は自分を落第生と感じて，ジネルを回避することに逆もどりするでしょう。

アレックスが自分にたずねるべき大切なことは，「私は自分の現実的な目標を達成したか？」「私は自分の価値の方向に向かって進んだか？」です。そしてその2つの質問に対する答えはイエスです。アレックスは，自分が達成したことをきちんと評価し，自分の「…すべきだった」という思考をストップさせるために，次のエクスポージャー後の表を記入しました。

私は自分の現実的な目標を達成したか？　どうやったか？	はい。私はジネルのところまで歩いて行って，ほほえんで，「こんにちは」と言った。
私は安全行動を使ったか？　代わりに何をしたか？	いいえ。私ははっきりと話し，彼女の目をまっすぐ見つめた。
私はどうやって自分の価値の方向に向かって進んだか？	私は友好的で，自分に正直だった。
実際の結果はどうだったか？	彼女はもう私の名前を知っている。彼女は，私が友好的で，彼女に興味をもっていることを知っている。
私は何を学んだか？	私は「こんにちは」と言ったが，その結果は，私が恐れていたほどひどいことにはならなかったし，私が期待していたほど良くもならなかった。結果はまあまあで，私は自分がやったことに対して満足している。

アレックスは，今やくるぶしのところまで，プールに入りました。これは小さな一歩に見えるかもしれませんが，重要な一歩であり，プールデッキからうらやましそうに見ているのとは大ちがいです。ジネルは，次にアレックスと出会ったときには，彼のことを覚えているかもしれませんし，覚えていないかもしれませんが，アレックスが自分のコンパスを使い続けるかぎり，彼はジネルともっと知り合いになることでしょう。アレックスは彼女の友達になるかもしれませんし，逆にジネルが自分のタイプでないとわかって，代わりにほかの女の子を追いかけることになるかもしれません。アレックスの世界は今や扉が開きました。その世界は完璧なものではないでしょう。彼はきっとまちがいをおかすでしょうし，彼はたくさんの不安をひきおこす思考や，不安な気持ちに耐えなければならないでしょう。しかし，彼の世界はこれまでより少しだけ大きくて，おもしろい世界になりました。あなたの世界も広がることが可能です。あなたは自分にとって大切なことに挑戦し，自分の価値の方向に向かって進む準備ができていますか？

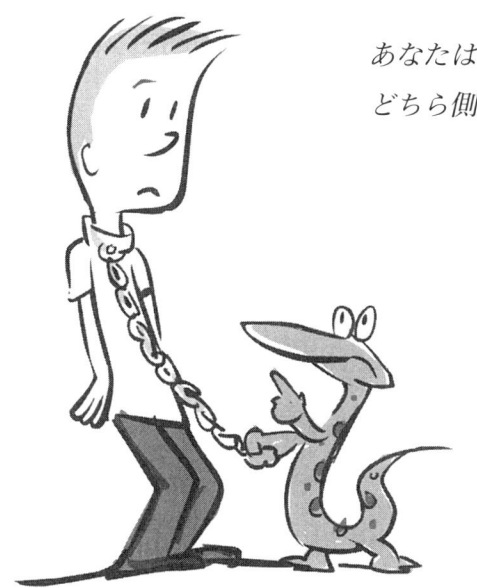

あなたは引き綱のつなぐ側とつながれる側，
どちら側にいたいですか？

　次のページにあるのは，あなた用の，エクスポージャー前とエクスポージャー後の未記入の表です。あなたが回避している状況のうち，一番恐ろしくないものから始めることを忘れないようにしてください。怖さの点数が5点未満のものからが望ましいです。そして，はしごの一番下の段であったとしても，一番上の段であるのと同じように，真剣に取り組むことを忘れないでください。表のひとつひとつの欄について，注意深く考えてください。それぞれのステップが，次のステップの手助けになるようにできています。

第9章

エクスポージャー	どんな恐れている状況に，あなたは立ち向かおうとしていますか？
不安をひきおこす予言	何が起きるのを恐れていますか？
完璧主義者の目標	あなたはこの状況で，どうふるまうべき，どうほかの人から見えるべきと考えますか？
安全行動	あなたは不安をひきおこす予言が起きないように，ふつう何を行っていますか？
ゆがみ	どんなゆがんだ思考が，あなたの不安をひきおこす予言のもとになっているでしょうか？ ☐ 破滅的思考（起こりうる最悪の結果が起きると仮定する） ☐ 肯定的側面を無視する（評価を受けるのに値するのに，それを拒否する） ☐ レッテル貼り（自分に否定的な名前をつける） ☐ スポットライト（だれもがあなたのことを見ていると考える／自分の心の中で感じていることが外に見えていると考える） ☐ 読心術（ほかの人が考えていることや，これから考えるであろうことを推測する） ☐ 社交上の完璧主義（自分に失敗を許さないような高いハードルを自分自身に設定する）
適応的思考	一番不安に感じたとき，あなたはどんなことを心に思い描けるでしょうか？
現実的な目標	不安に感じていたとしても，どんなことが達成できるでしょうか？
価値	何があなたをこの方向に動かす動機になっていますか？

エクスポージャーの日 _____ 時間 _____

私は自分の現実的な目標を達成したか？ どうやったか？	
私は安全行動を使ったか？代わりに何をしたか？	
私はどうやって自分の価値の方向に向かって進んだか？	
実際の結果はどうだったか？	
私は何を学んだか？	

第10章 ベラのはしご
エクスポージャー，エクスポージャー，エクスポージャー

　さて，あなたはすでにエクスポージャーを始めたのですから，未知の方向に向かう，新しい道の上にいます。これからあなたは，自分の価値のコンパスからの助言をたびたびもらう必要がでてくるでしょう。角を曲がるたびに，新しい，よりやりがいのある状況が出現するでしょうし，あなたの恐怖をしずめることうけあいの，回避という誘惑的な回り道が出現するでしょう。前進を続け，目標を達成するためには，あなたはエクスポージャーのプロセスを何度も何度も繰り返す必要があります。うれしいことに，エクスポージャーというものは，正しく行えば，一つ行うごとに，洞察力と自信がつき，自分の価値にそった人生を可能にしてくれるのです。

　エクスポージャーの繰り返しが，どんなふうにあなたをはしごの上まで連れて行ってくれるかを理解してもらうために，これから，ベラがはしごをどうよじ登るかを見てみましょう。あなたと同様に，ベラも，第1章にある回避状況のリストから選ぶところから始めました。彼女が選んだ回避状況は，人が自分の赤面しているところを見ることです。これを回避することが彼女にとって問題だった理由は，授業中に質問に答えたり質問したりすること，友達としゃべること，アルバイトに応募することのじゃまになっていたからです。そして，こういったことは，すべて，彼女の価値と関係していました。

- 自分自身をもっとほかの人と共有し，もっとほかの人に知ってもらうこと
- 大学に行くこと（もっとよい成績をとるためには，授業に参加する必要がある）
- もっと親から経済的に独立すること

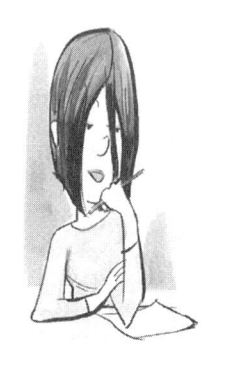

　こういった自分の目標を達成するために，彼女は，回避するのをやめる必要がある状況のリストを作りました。彼女は一番上の一番恐ろしい状況から始めて，一番下の一番恐ろしくない状況まで，順番に考えていきました。

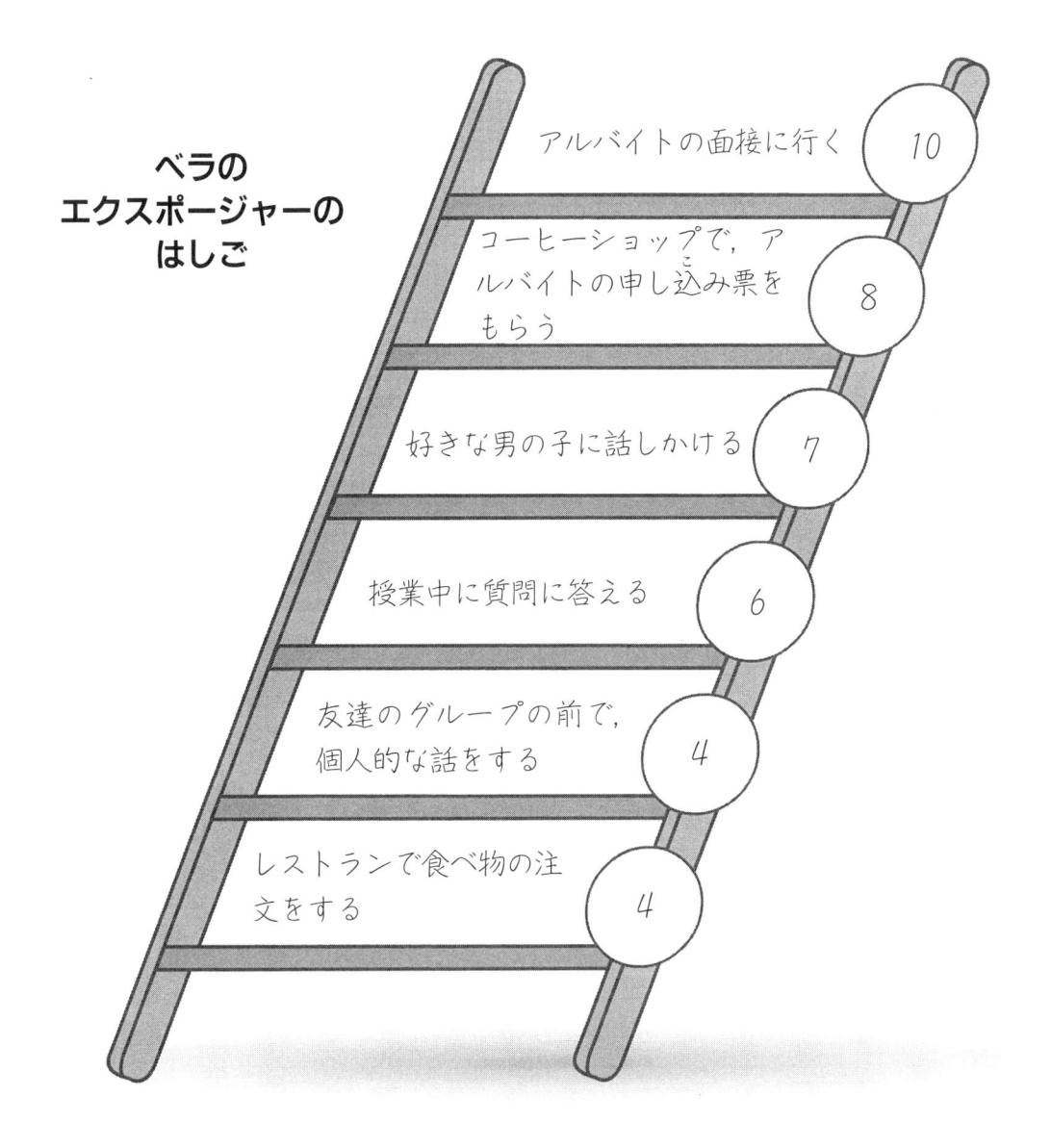

**ベラの
エクスポージャーの
はしご**

- アルバイトの面接に行く ... 10
- コーヒーショップで，アルバイトの申し込み票をもらう ... 8
- 好きな男の子に話しかける ... 7
- 授業中に質問に答える ... 6
- 友達のグループの前で，個人的な話をする ... 4
- レストランで食べ物の注文をする ... 4

　外食をするお金がなかったので，ベラは，「友達のグループの前で，個人的な話をする」というところから始めました。先週末に，彼女が運転免許の試験を受けに行ったときに，おもしろいことがありました。メールやチャットでみんなに伝えるのは簡単でしたが，面と向かって話すのは，とても不安だったのです。

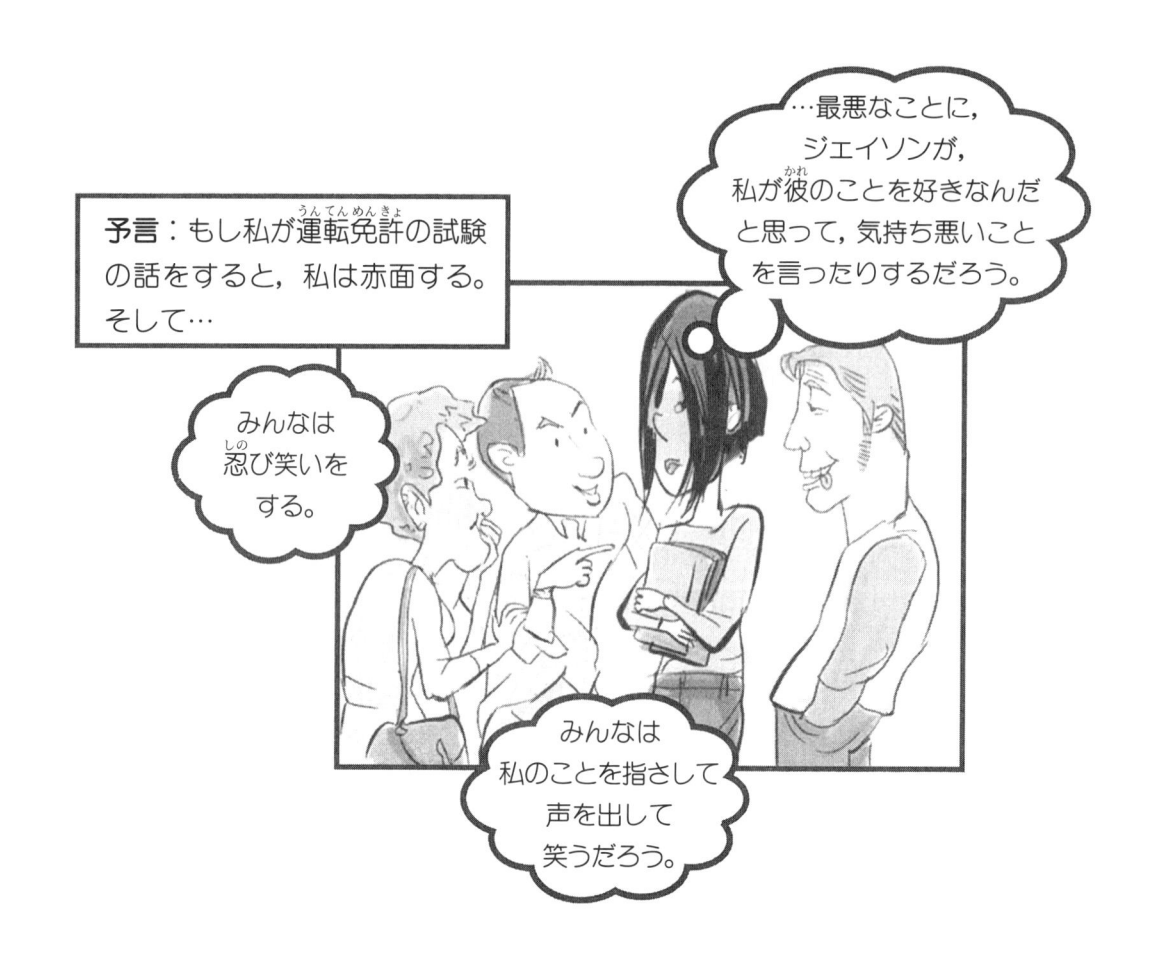

> 予言：もし私が運転免許の試験の話をすると，私は赤面する。そして…

> …最悪なことに，ジェイソンが，私が彼のことを好きなんだと思って，気持ち悪いことを言ったりするだろう。

> みんなは忍び笑いをする。

> みんなは私のことを指さして声を出して笑うだろう。

　ベラは，自分の不安をひきおこすような思考が正確だと確信していましたが，運転免許の試験の話をしたくてたまりませんでした。そこで彼女は「もしそういったことが起きたとして，私はどうするだろう？」と自分に問いかけました。その質問に答えやすくするために，彼女はエクスポージャー表に記入をしました。

エクスポージャー	どんな恐れている状況に，あなたは立ち向かおうとしていますか？ 友達に，面と向かって，おもしろい話をする。
不安をひきおこす予言	何が起きるのを恐れていますか？ 私はひどく赤面する。サミーとジェームスは笑うし，ジェイソンは気持ち悪いことを言う。
完璧主義者の目標	あなたはこの状況で，どうふるまうべき，どうほかの人から見えるべきと考えますか？ 赤面せず，どんな不安のそぶりも見せない。
安全行動	あなたは不安をひきおこす予言が起きないように，ふつう何を行っていますか？ 化粧を特に濃くする。顔を手で隠す。
ゆがみ	どんなゆがんだ思考が，あなたの不安をひきおこす予言のもとになっているでしょうか？ ☑ 破滅的思考（起こりうる最悪の結果が起きると仮定する） ☐ 肯定的側面を無視する（評価を受けるのに値するのに，それを拒否する） ☐ レッテル貼り（自分に否定的な名前をつける） ☑ スポットライト（だれもがあなたのことを見ていると考える／自分の心の中で感じていることが外に見えていると考える） ☑ 読心術（ほかの人が考えていることや，これから考えるであろうことを推測する） ☑ 社交上の完璧主義（自分に失敗を許さないような高いハードルを自分自身に設定する）
適応的思考	一番不安に感じたとき，あなたはどんなことを心に思い描けるでしょうか？ 1分もたたないうちに，みんなはほかの話題を始めるだろう。私は耐えられる。
現実的な目標	不安に感じていたとしても，どんなことが達成できるでしょうか？ 一気に話をしてしまうか，安全行動に頼る。
価値	何があなたをこの方向に動かす動機になっていますか？ 自分が考えていることをほかの人と共有する，ほかの人に自分のことを知ってもらう。

金曜日の放課後，たまたま運転の話題が出ました。そこでベラはつばをぐっとのみこみ，咳払い（せきばらい）をして言いました。「みんな，私の運転免許（うんてんめんきょ）の試験の話を聞きたくない？」

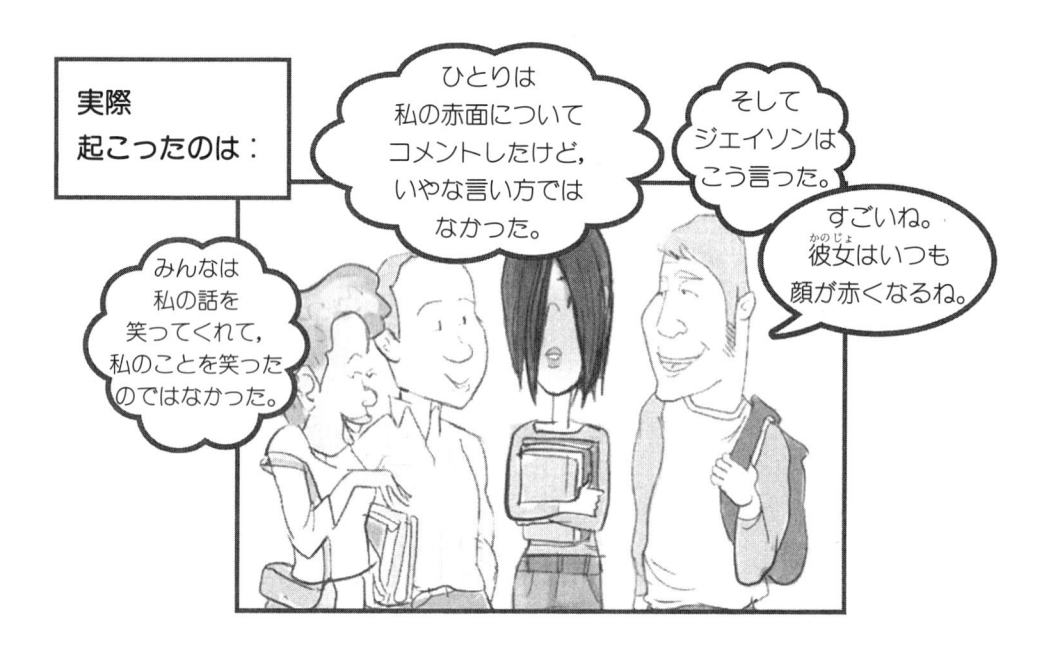

```
実際
起こったのは：
```

- ひとりは私の赤面についてコメントしたけど，いやな言い方ではなかった。
- そしてジェイソンはこう言った。
- すごいね。彼女（かのじょ）はいつも顔が赤くなるね。
- みんなは私の話を笑ってくれて，私のことを笑ったのではなかった。

ベラの予想で正しかったことが1つあります。彼女（かのじょ）は確かに赤面しました。しかし，友達についての，彼女の予言は外れました。ここに，彼女のエクスポージャー後の表がどんなものかをあげておきます。

私は自分の現実的な目標を達成したか？　どうやったか？	はい。私は話をした。
私は安全行動を使ったか？代わりに何をしたか？	いいえ。私は薄化粧（うすげしょう）しかせず，手を顔に当てることはなかった。
私はどうやって自分の価値の方向に向かって進んだか？	私は個人的なことをほかの人と共有し，友達は私のことをもう少し知ることができた。
実際の結果はどうだったか？	私は確かに赤面したし，みんなも気づいたが，彼らの反応は友好的で，批判的ではなかった。
私は何を学んだか？	私の友達は，私が赤面するという事実を受け入れているようだ。

はしごの次の段は，もっと大きいグループの前で赤面するという危険をおかすために，授業中に手をあげて質問に答えるということです。彼女は授業中，たいてい答えがわかっていましたが，これまで決して手をあげることがありませんでした。実のところ，彼女は後ろの列に座って，名前を呼ばれるのを回避するために，体をねじ曲げて，先生の視線を避けていたのです。彼女は，もし自分が授業中に話をしたら，みんなが自分の方を見て，自分の真っ赤な顔に気づくだろうと確信していました。彼女のこの前のエクスポージャーはうまくいきましたが，そのことは今回，じゅうぶんな勇気を彼女にあたえてくれませんでした。彼女は思いました。「よく考えてみると，みんなは私の友達だ。数学の授業で，ひどい仕打ちを受けるようなことはしたくない」

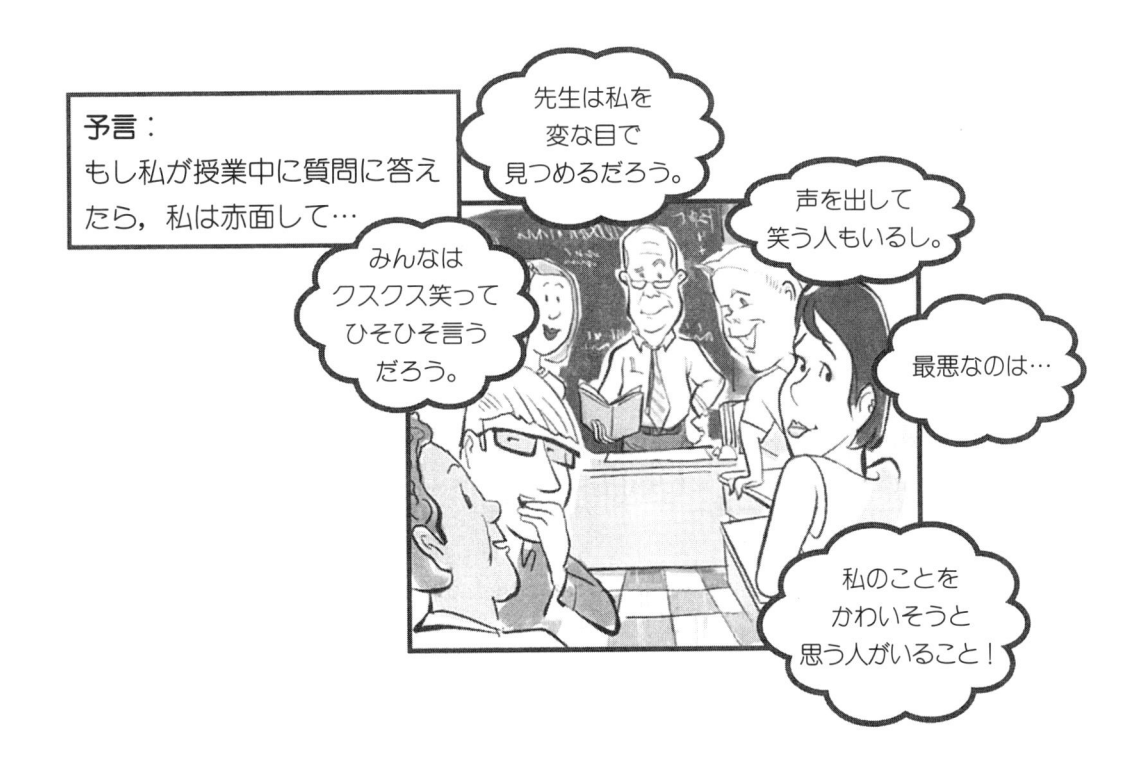

予言：
もし私が授業中に質問に答えたら，私は赤面して…

先生は私を変な目で見つめるだろう。

声を出して笑う人もいるし。

みんなはクスクス笑ってひそひそ言うだろう。

最悪なのは…

私のことをかわいそうと思う人がいること！

ベラの心は混乱しました。表に書き出すことは，ほんとうに彼女の思考を整理するのに役に立ちました。

エクスポージャー	どんな恐れている状況に，あなたは立ち向かおうとしていますか？ 授業中に，手をあげて質問に答えること。
不安をひきおこす予言	何が起きるのを恐れていますか？ 私は赤面し，クラスのみんなが，私が悲惨だと思う。
完璧主義者の目標	あなたはこの状況で，どうふるまうべき，どうほかの人から見えるべきと考えますか？ 私が怖がっているとみんなにわからせない。
安全行動	あなたは不安をひきおこす予言が起きないように，ふつう何を行っていますか？ 化粧を特に濃くする。顔を手で隠す。
ゆがみ	どんなゆがんだ思考が，あなたの不安をひきおこす予言のもとになっているでしょうか？ ☑破滅的思考（起こりうる最悪の結果が起きると仮定する） ☐肯定的側面を無視する（評価を受けるのに値するのに，それを拒否する） ☑レッテル貼り（自分に否定的な名前をつける） ☑スポットライト（だれもがあなたのことを見ていると考える／自分の心の中で感じていることが外に見えていると考える） ☑読心術（ほかの人が考えていることや，これから考えるであろうことを推測する） ☑社交上の完璧主義（自分に失敗を許さないような高いハードルを自分自身に設定する）
適応的思考	一番不安に感じたとき，あなたはどんなことを心に思い描けるでしょうか？ もし教室のだれかが私にひどいことを言うようなら，その言葉の中身は私よりも悪口を言ったその人にふさわしい。
現実的な目標	不安に感じていたとしても，どんなことが達成できるでしょうか？ 質問に答える。
価値	何があなたをこの方向に動かす動機になっていますか？ 授業に参加する，大学に行く準備をする。

次の日の数学の授業では，ベラは，手をあげることを考えただけで，ほほに血がどっと流れこむのを感じました。彼女(かのじょ)は，もうおしまいだというように感じましたが，自分の価値のコンパスをもう一度チェックして，どちらの方向に向かっているかを思い出しました。先生が質問し，だれも答えそうになかったとき，ベラは，天に向かって，手をほんの少しだけあげました。

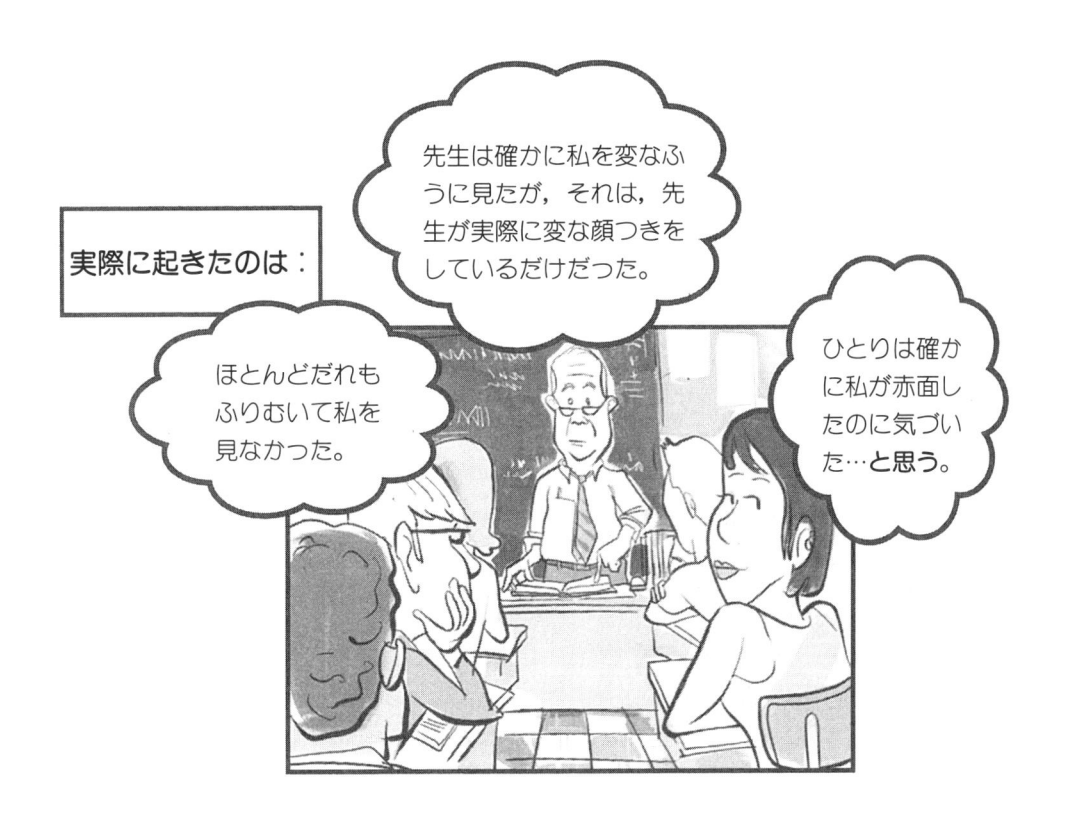

実際に起きたのは：

先生は確かに私を変なふうに見たが，それは，先生が実際に変な顔つきをしているだけだった。

ほとんどだれもふりむいて私を見なかった。

ひとりは確かに私が赤面したのに気づいた…と思う。

心臓のどきどきがしずまり，ほほの熱が冷めるのには数分かかりましたが，彼女はこの試練を乗り切りました。まだ確信はもてませんでしたが，彼女の赤面はクラスのみんなにはたいして問題ではなかったようでした。彼女は，エクスポージャー後の表を，学校から帰ってすぐに記入しました。

私は自分の現実的な目標を達成したか？　どうやったか？	はい。私は手をあげて質問に答えた。
私は安全行動を使ったか？代わりに何をしたか？	いいえ。私は先生を面と向かって見つめ，顔を化粧や手で隠すことはしなかった。
私はどうやって自分の価値の方向に向かって進んだか？	私は授業に参加した。そのことは，私がもっとよい成績をとり，大学に入ることの助けになる。
実際の結果はどうだったか？	私は大いに赤面した。しかし，ほとんどだれもこちらを見ることすらなかった。私を見た人も，ひどい反応はしなかった。
私は何を学んだか？	私は，ときには，大きな集団の中でも，赤面したままうまくやっていける。

季節は5月の半ばで，学校はあと数週間で終わります。ベラは，アルバイトに早く応募しないと，夏のあいだずっと仕事なしで過ごすことになるかもしれないとわかっていました。彼女は，はしごを2，3段よじ登って，アルバイトの申し込み票を手に入れることを決意しました。それをすることは8点で，ベラは，これっぽっちもやろうという気持ちになれませんでした。

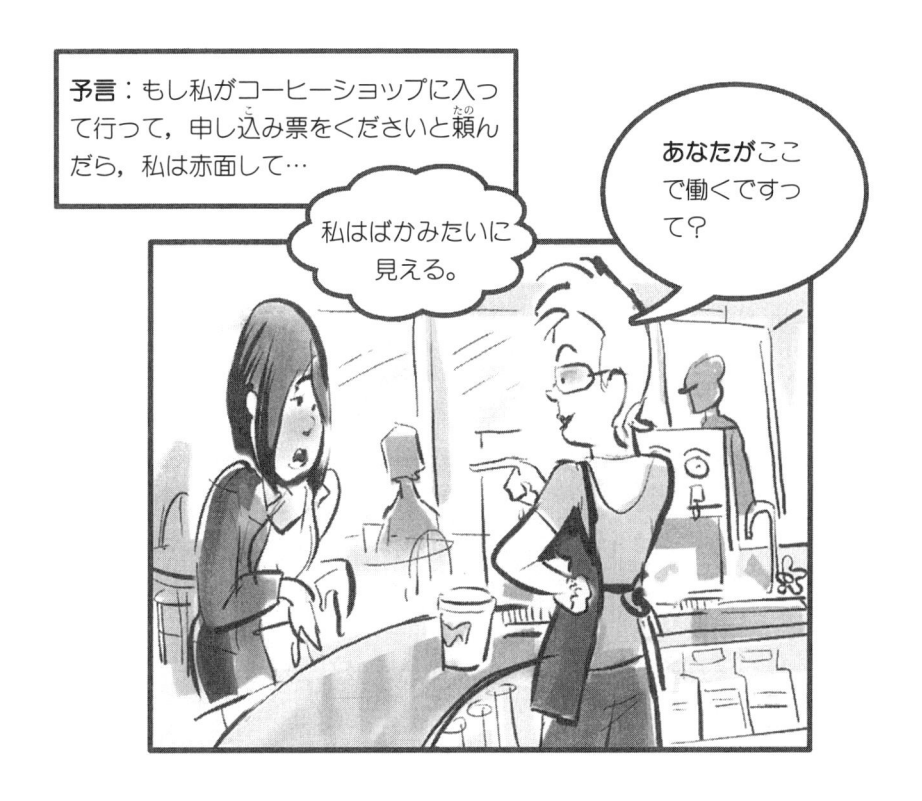

> **予言**：もし私がコーヒーショップに入って行って，申し込み票をくださいと頼んだら，私は赤面して…

> 私はばかみたいに見える。

> あなたがここで働くですって？

　しかし，ベラは，自分のあのおなじみの回避行動にもどりたくありませんでした。そのやり方では，決してアルバイトは手に入れられないからです。準備をするために，ベラは時間をかけて，次の表に記入しました。

エクスポージャー	どんな恐れている状況に，あなたは立ち向かおうとしていますか？ コーヒーショップで，アルバイトの申し込み票をもらうこと。
不安をひきおこす予言	何が起きるのを恐れていますか？ 私は赤面し，店員は，私がクールじゃないと思う。
完璧主義者の目標	あなたはこの状況で，どうふるまうべき，どうほかの人から見えるべきと考えますか？ 赤面せず，どんな不安のそぶりも見せない。
安全行動	あなたは不安をひきおこす予言が起きないように，ふつう何を行っていますか？ うつむいて，襟を立てる。
ゆがみ	どんなゆがんだ思考が，あなたの不安をひきおこす予言のもとになっているでしょうか？ ☐ 破滅的思考（起こりうる最悪の結果が起きると仮定する） ☐ 肯定的側面を無視する（評価を受けるのに値するのに，それを拒否する） ☑ レッテル貼り（自分に否定的な名前をつける） ☐ スポットライト（だれもがあなたのことを見ていると考える／自分の心の中で感じていることが外に見えていると考える） ☑ 読心術（ほかの人が考えていることや，これから考えるであろうことを推測する） ☑ 社交上の完璧主義（自分に失敗を許さないような高いハードルを自分自身に設定する）
適応的思考	一番不安に感じたとき，あなたはどんなことを心に思い描けるでしょうか？ 私は，目標に近づくためなら，数秒のあいだ侮辱されることには耐えられる。
現実的な目標	不安に感じていたとしても，どんなことが達成できるでしょうか？ アルバイトの申し込み票を手に入れる。
価値	何があなたをこの方向に動かす動機になっていますか？ もっと親から経済的に独立する。

　表に記入することはほんとうに役に立ちました。そのことで，ベラははっきりと，自信をもって，コーヒーショップに向かうことができたのです。

実際に起きたこと：

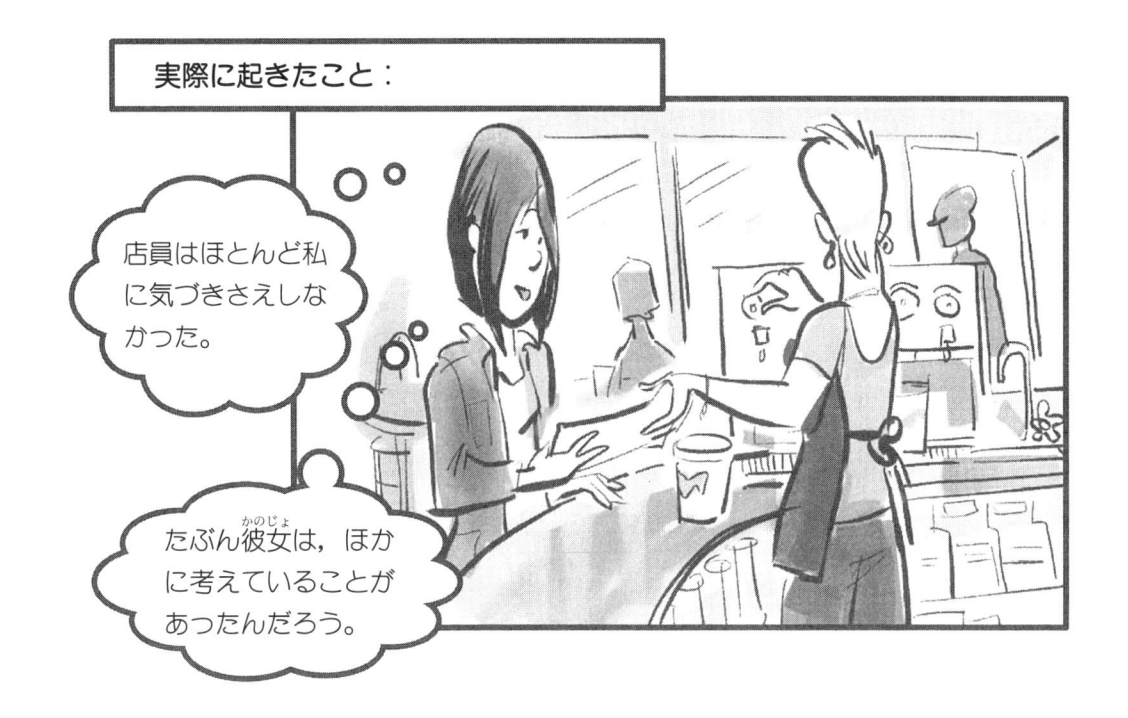

店員はほとんど私に気づきさえしなかった。

たぶん彼女(かのじょ)は，ほかに考えていることがあったんだろう。

　ベラは気分がよくなりました。侮辱(ぶじょく)されずにアルバイトの申(もう)し込(こ)み票を手に入れることができたのは驚(おどろ)きでした。彼女(かのじょ)の悲惨(ひさん)な予言は何一つ当たりませんでした。彼女は思いました。「私は赤面していたけど，マネージャーは気づかなかった。化粧(けしょう)のおかげだわ」

　おっと！

　彼女が都合よく忘れていたことがあります。今回，彼女は，赤面を隠(かく)すため，特に濃(こ)い化粧をしていたのです。だれも彼女が赤面しているのがわからなければ，彼女がほんとうにエクスポージャーをしていたことにはならないのです。

第10章

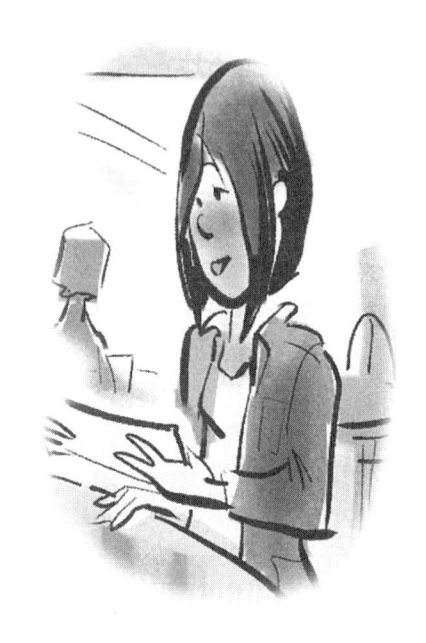

人見知りの人はだれでも，完全なエクスポージャーをすることを防ぐために，こっそりわからないように回避をするものです。汗をかいているのを隠すために大量の制汗剤を使うこと，聞こえないようにぼそぼそ話すこと，パーティーで会話を始めないこと，自制心をゆるめるためにお酒を飲むこと，これらはすべて，安全行動のテクニックです。こういった安全行動は，ほんとうは回避をしているのに，世の中に交わっていると私たちが思い込むようにあざむいてしまいます。

　ベラがアルバイトの仕事を手に入れるという目標に向かってはしごをよじ登り続けるためには，自分の安全行動，つまり化粧を使わずに，このエクスポージャーを繰り返さなければなりません。そこで彼女は，コーヒーショップのチェーンの別の店に行って，申し込み票をもらいました。今回の店員は男の人で，彼女の顔が赤くなっていくのをまっすぐ見つめました。彼女は当惑しましたが，店員はふつうにふるまい，「この店はいい職場だよ」と言いました。もしベラがすぐに立ち去らなかったら，もっと長く会話が続いたかもしれません。ベラは安心しました。

ここに、彼女が自分の経験を評価するために記入した表があります。

私は自分の現実的な目標を達成したか？　どうやったか？	はい。私はアルバイトの申し込み票を手に入れた。
私は安全行動を使ったか？代わりに何をしたか？	いいえ。私は厚化粧をせず、顔を手で隠すこともしなかった。
私はどうやって自分の価値の方向に向かって進んだか？	このことは私の親からの経済的な独立の一歩になる。
実際の結果はどうだったか？	私は確かに赤面した。しかし、店員はそのことに気づかなかったようだ。そして私は申し込み票を手に入れた！
私は何を学んだか？	私が赤面しても気がつかない人がいる。

ベラは表に記入した後、アルバイトの申し込み票に記入しました。しかし、未来のアルバイトの可能性を手にして満足していたとはいえ、実際に面接に行くと考えることは恐ろしいことでした。掛け値なしの10点です！

「とにかくできないわ」とベラは思いました。彼女は，アルバイトの面接で何が起きるか完全に確信していたのです。しかし，彼女は，夏のあいだずっと，仕事がないままでいて，一文無しでいると考えることにも耐えられませんでした。結論は，長期的な利益を得るためには，短期的な苦痛は，がまんするしかないというものでした。彼女と友達のサンドラが，同じ日の午前中に，コーヒーショップの面接の予約を取りました。サンドラが最後の瞬間になって，爆弾を落としました。「みんながあなたの顔が見えるように！」と言って，ベラが顔を髪で隠さないように，前髪をかき分けた方がいいと言ってゆずらなかったのです。

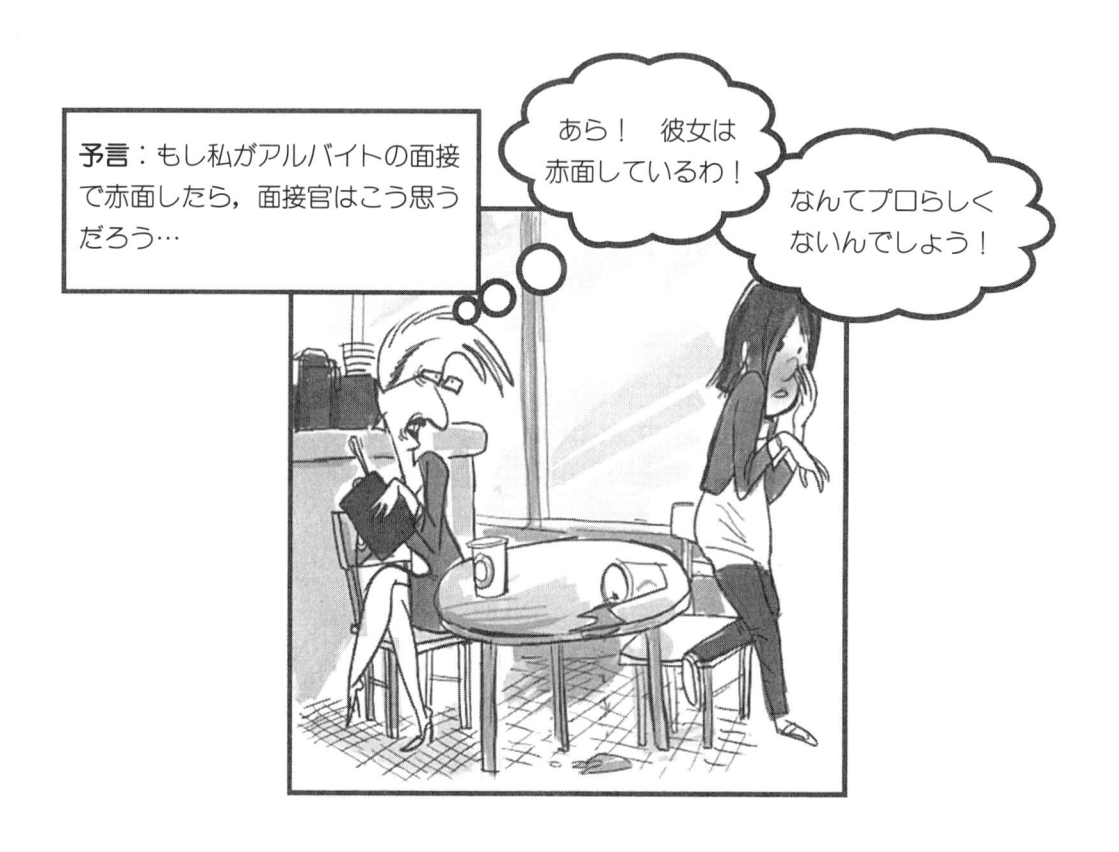

予言：もし私がアルバイトの面接で赤面したら，面接官はこう思うだろう…

あら！　彼女は赤面しているわ！

なんてプロらしくないんでしょう！

「これが私のヘアスタイルなの」とベラは言いましたが，ベラには髪の毛の後ろに隠れるのは安全行動だとわかっていました。それで，帰る前に，彼女は自分の表にそのことを追加しました。

エクスポージャー	どんな恐れている状況に，あなたは立ち向かおうとしていますか？ アルバイトの面接に行くこと。
不安をひきおこす予言	何が起きるのを恐れていますか？ マネージャーは，私が赤面しているのを見て，カウンターで接客するのに向いていないと考えるだろう。
完璧主義者の目標	あなたはこの状況で，どうふるまうべき，どうほかの人から見えるべきと考えますか？ リラックスして自信に満ちている。
安全行動	あなたは不安をひきおこす予言が起きないように，ふつう何を行っていますか？ 化粧をして，顔を髪でおおう。
ゆがみ	どんなゆがんだ思考が，あなたの不安をひきおこす予言のもとになっているでしょうか？ ☑ 破滅的思考（起こりうる最悪の結果が起きると仮定する） ☐ 肯定的側面を無視する（評価を受けるのに値するのに，それを拒否する） ☐ レッテル貼り（自分に否定的な名前をつける） ☐ スポットライト（だれもがあなたのことを見ていると考える／自分の心の中で感じていることが外に見えていると考える） ☑ 読心術（ほかの人が考えていることや，これから考えるであろうことを推測する） ☑ 社交上の完璧主義（自分に失敗を許さないような高いハードルを自分自身に設定する）
適応的思考	一番不安に感じたとき，あなたはどんなことを心に思い描けるでしょうか？ 最悪でも，そのアルバイトに受からないだけだ。
現実的な目標	不安に感じていたとしても，どんなことが達成できるでしょうか？ アルバイトの面接を切り抜ける。
価値	何があなたをこの方向に動かす動機になっていますか？ もっと親から経済的に独立する。

> ほんとうに起きたことは…

> ありがとう，ベラ！後で連絡するわ。

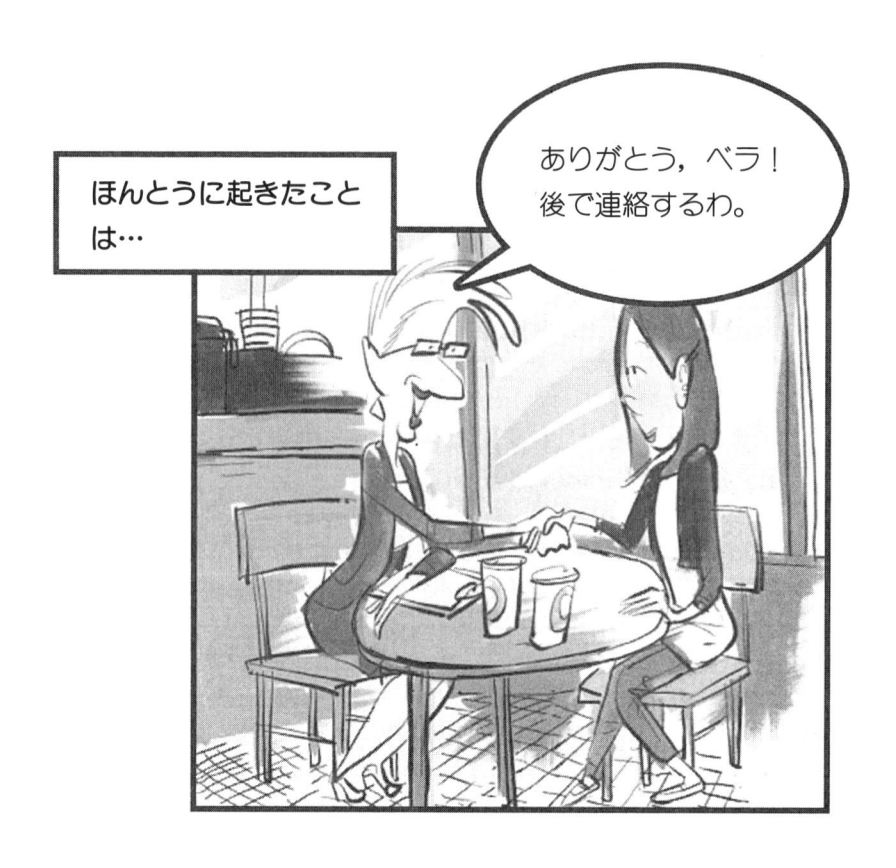

　ベラは，髪の毛で顔を隠さずにアルバイトの面接を受けるのは，自分の人生でしてきたことのなかで一番大変なことに感じました。ここにあるのは，ベラがアルバイトの面接の後で記入した表です。

私は自分の現実的な目標を達成したか？　どうやったか？	はい。私はアルバイトの面接を切り抜けた。
私は安全行動を使ったか？代わりに何をしたか？	いいえ。私はずっと顔が見えるままにしていた。
私はどうやって自分の価値の方向に向かって進んだか？	このことは私の，親からの経済的な独立の一歩になる。
実際の結果はどうだったか？	私は確かに赤面した。しかし，私は面接を切り抜けた。マネージャーは私のことが気に入ったようだ。
私は何を学んだか？	マネージャーは確かに私が赤面したのに気がついたと思う。でも，彼女はそのことを，私を雇わない理由とは思わなかったようだ。

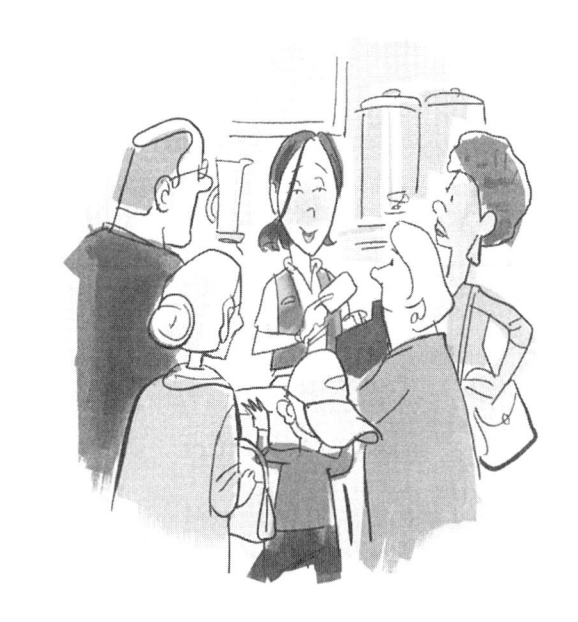

ベラは，そのアルバイトには受かりませんでした。しかし，彼女は，受かるまで面接を受け続けました。ベラにとって不思議なことに，はしごは，登れば登るほど，もっともっと段数が多くなりました。新しい仕事で，忙しいシフトで働いて，一日中人と接することは，彼女のエクスポージャーのはしごで，11点になりました。表を突き抜けています！　しかし，それを経験した後では，なんとかやれるようになりました。新しい経験をしたことで，不安をひきおこすような思考とほとんど同じぐらいの強さで，新しい，自信に満ちた考えが浮かんでくるようにもなりました。今では，彼女は，自分の価値のコンパスに従うことが好きになりました。そして，彼女は，新しい上司が彼女につけたあだ名，「赤面ベラちゃん」と同様，自分自身を受け入れることも学ぶようになりました。

第11章 トラブルシューティング
つまずいたときどうするか

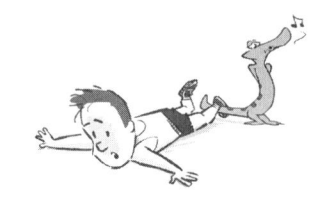

　エクスポージャーは，人生と同様，計画したとおりにはいかないものです。この章では，エクスポージャーの途中で起こる3つの一番ありふれた問題と，それをどうあつかうかを学びましょう。

1. あなたはエクスポージャーを計画して，やろうという意気ごみをもっていました。しかし，いざその状況になると，自分が考えていたよりもっと不安な気分になりました。あなたは回避したい衝動にかられ，断念してしまいました。どうしたらよいでしょう。

　はしごの高すぎる段を選んでいた可能性があります。もしそうだとあなたが思うようでしたら，もっと低い段を選んでください。もしそれ以上低い段がないなら，何か考えつかないか，ブレインストーミングをして，知恵をしぼってみてください。

　たとえば，リズは，自分が会話で人を退屈させてしまうと考えていますが，「昼食を友達2人といっしょに食べ，そのときに，週末にあった2つの出来事について話す」という計画を立てました。彼女は確かに友達と昼食は食べましたが，いざ自分が話す番になると，汗が噴き出し，とつぜん自分自身のことについて話すのは変じゃないかと考えはじめました。始める前には，このエクスポージャーはとても簡単に思えたので，彼女は，それ以上低い段を用意していませんでした。次回，はしごの段を降りるために，リズは2つのアイデアを考えつきました。

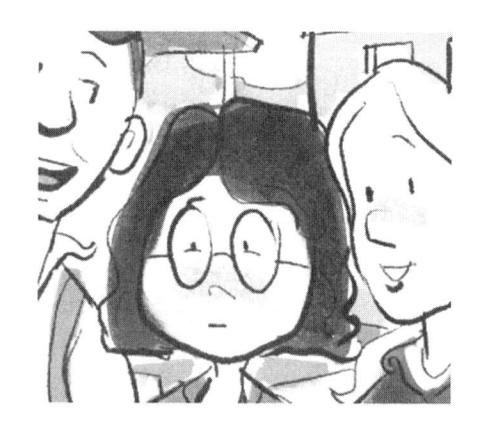

1. 私は，自分がもっといっしょにいて楽な人を選ぶか，あるいは，2人でなく1人と話すというやり方で，状況を変えることができる。
2. 私は，週末にあった出来事2つのうち，どちらを聞きたいかたずねて，片方だけを話すことで，やることを変えることができる。

リズは，夕食を食べに彼女の家にきた親戚と，このエクスポージャーをやることにしました。

　覚えておいてもらいたいことは，不安になるのは完璧に正常だということです。実際，もしあなたがほんとうに不安になるのなら，それはあなたがほんとうに取り組まないといけない問題を選んだということです。逆に，もしあなたが不安にならないのなら，はしごのもっと高い段を選ぶ準備ができているということです。エクスポージャーをすればするほど，不安が減り，自信がつくのがふつうです。ですから，少なくとも，そのことを楽しみにしていましょう。

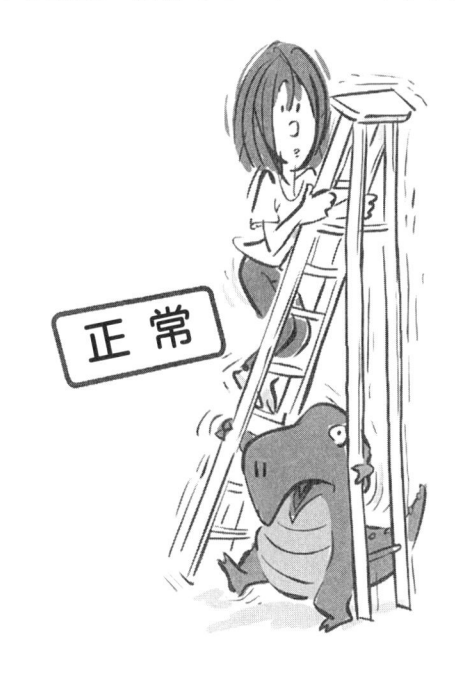

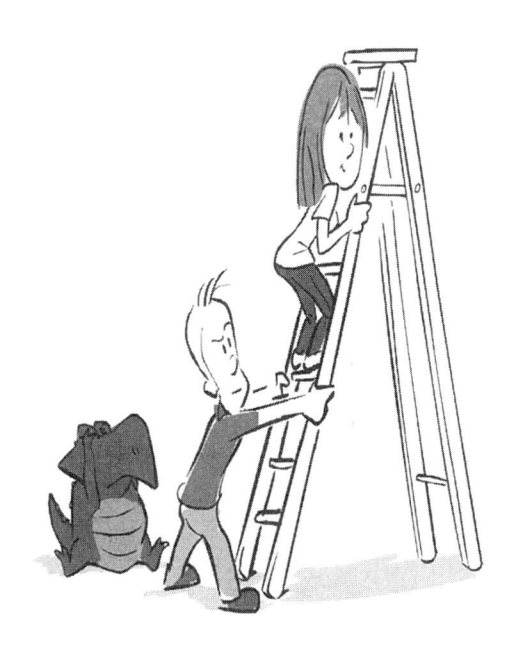

　コーチをしてもらいましょう。友達や，両親は，あなたがエクスポージャーをするのを手伝ってくれます。だれかにあなたがやろうとしていることを話すだけでも，あなたががんばって実行するうえで役立ちます。あなたのエクスポージャーがどんなものかによりますが，エクスポージャーをやるとき，だれかにいっしょにいてもらうこともできます。たとえば，ベラがアルバイトの面接に行ったとき，それは彼女の怖さのスケールで10点でしたが，彼女は，友達のサンドラを連れて行きました。

2．あなたは10回目のエクスポージャーのときにも，最初のエクスポージャーのときと同じくらい不安に感じています。

ふつう，エクスポージャーを繰り返しやるときには，ほんの少しずつであっても，不安が減少するものです。こうならない場合には，勇気がくじけそうになっても当たり前です。しかし，あきらめてその状況を回避する前に，何があなたのじゃまをしているか調べてみましょう。

あなたは安全行動を使っていませんか？　もし安全行動を使っていても，必ずしもそれに気づくとはかぎらないものです。ですから，エクスポージャーをするときには，ほんとうに気をつけていないといけません。やっかいな結果になりそうなことから，なんらかの方法で自分の身を守っていませんか？　もし，実際の危険を経験することなしに，その状況をくぐり抜けているようであれば，その報酬ももらえないことになってしまいます。安全行動は，浮きのようなものであることを思い出してください。あなたは水の中にはいますが，自分が溺れない唯一の理由は浮きをつけているからだと信じ込んでいます。あなたの水に対する恐怖は，あなたが浮いていようとして実際に手足をばたばたさせる必要がでてくるまで，減ることはありません。

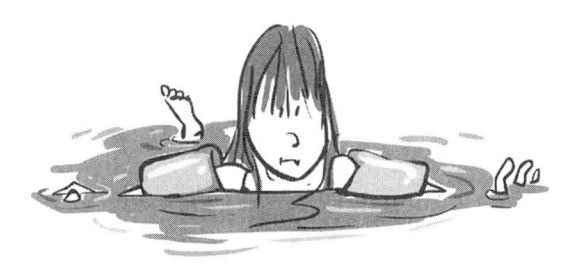

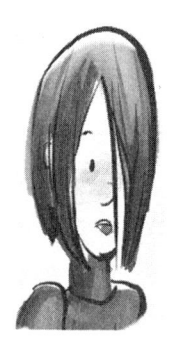

ベラがアルバイトの面接に行くときに，顔を隠すために厚化粧をしたときには，化粧することで，(a) ほかの人が，ベラが赤面しているのに気づいたり，コメントしたりする可能性がなくなってしまう (b) ほかの人が実際にベラの赤面に気づいてコメントしたときに，彼女がその状況に適応的に対処する能力を身につける練習をする機会がなくなってしまう，ということになります。

自分が安全行動を維持したままでエクスポージャーをするのは，補助輪を外さないで自転車に乗ることを練習するようなものです。

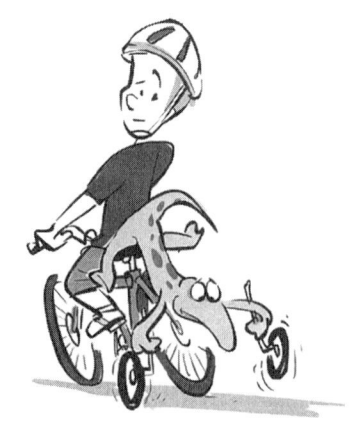

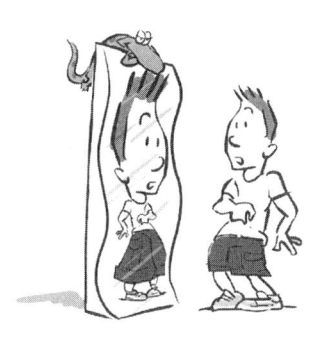

たぶんあなたは「ひどいゆがみ」という，第4章に出てきた偏った考え方を使ってしまっています。遊園地の鏡と同じように，ひどいゆがみは，不正確な方法であなた自身と世界を見るやり方です。

まず一番目に疑うべきは，「スポットライト」です。あなたは自意識過剰すぎて，自分の言うこと，すること，すべてに気をつけすぎているために，調子をつかみ損ねている可能性があります。ある意味，スポットライトは，ある種の安全行動のようなものです。あなたは失敗しないように，自分のことをものすごく注意深く見守っているからです。

スポットライトを自分自身から外す努力をしてみましょう。自分自身を検閲するのをやめて，心に浮かぶことを何でも言ってみましょう。あなたのまわりの人々や，環境に注意を向けてみましょう。

そして，注意を向けているときには，否定的なバイアスがかかっていないかを確認してください。社交不安の10代の若者は，自分のまわりの肯定的なことの価値を割り引いて考え，否定的なことに対して過剰反応しがちです。あなたは，退屈とか，嫌悪とか，失望とか，いらだちとかを表現していそうな顔の表情に対して，過剰に注意を払っていませんか？　不安をもつ10代の若者が，ほかの人々の無邪気な顔の表情を，批判的なものとまちがって解釈するのは，ありふれたことです。

あなたが練習している状況は，その中にいると常に不安に感じるような状況でしょうか？　どれだけ練習しても，繰り返してのエクスポージャーが不安を取り除くことができない場合もあります。怖くて仕方がないけれど，いずれにせよ私たちがそれをやるというような活動だってあります。極端な例をあげると，ローラーコースターは，何度乗っても，何年乗っても，それでもあなたの心臓はどきどきするでしょうし，あなたは悲鳴をあげるでしょうし，手すりに力の限りしっかりとしがみつくでしょう。人前で講演をする人や，演劇や楽器の演奏をする人は，何年経験を積んだところで，観衆の前に進み出る前には，胃がしめつけられるような感じがするでしょう。私たちは，自分を怖がらせたり，神経質にさせたりするようなことをやり続けますが，それは，得られる報酬——ローラーコースターの加速度の爽快さや，観衆の拍手喝采——のためなのです。もしあなたが，不安になるかどうかにかかわらず，エクスポージャーを繰り返しやっているならば，それはあなたが過去に回避してきたことを今やっているということなのです。

3．あなたはエクスポージャーをやりますが，うまくいきません。それも，ひどくて，絶望的にうまくいきません！

エクスポージャーがうまくいかないと考えさせられる一番よくあるケースは，あなたの不安をひきおこすような予言が実際に起きてしまったときです。次にいくつかの例をあげます。

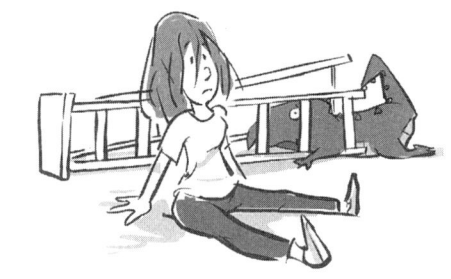

- あなたは赤面して汗をかいています。そしてだれかがそれに対して，「おや，赤面してる。可愛いね」などとコメントします。

- あなたのエクスポージャーは，だれかと会話を始めることです。あなたが「こんにちは」と言った後，あなたは頭が真っ白になり，そこに立ったまま，何も言わず，ほほえんだままです。そのうち相手は歩いて行ってしまいます。

- あなたは国語のクラスで，授業で読んでいる本に対して意見を述べます。そしてだれか別の生徒が，あなたの意見に反対します。

あなたは「破滅的思考」を使っていませんか？　社交不安をもつ10代の若者は，拒絶や当惑に過敏なものです。もし何かがうまくいかないと，これからの人生すべてがあざけられ，拒否されるという破滅的なことになると感じてしまいがちです。私たちが第4章で学んだように，「破滅的思考」は，さらなる不安感やさらなる回避につながる「ひどいゆがみ」のひとつです。「破滅的思考」の道案内を信頼して，その方向に行ってしまうのは，あなたの不安を運転席に座らせて，ハンドルを預けてしまうことと同じです。

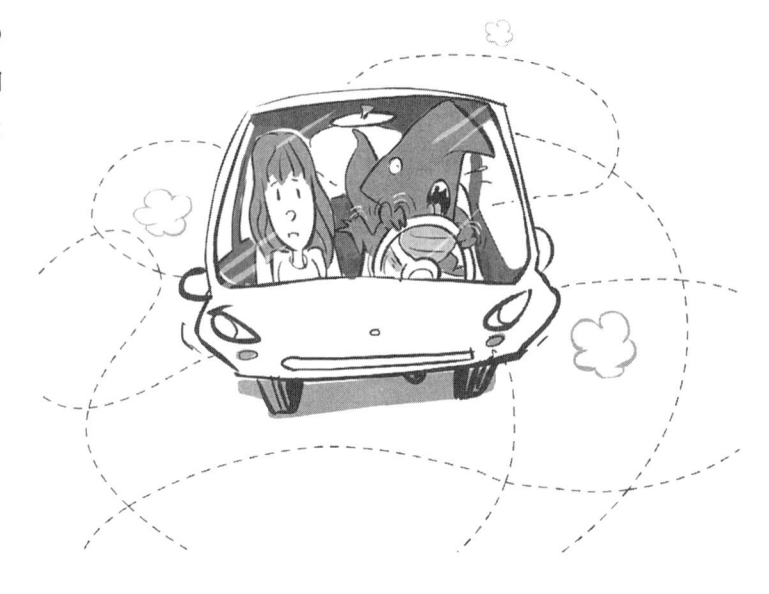

もしあなたが、自分が破滅的な思考をしているのではないかと思ったら、次のような自動思考に挑戦する質問を自分にしてみましょう。

- どんなまあまあのことを自分はしたか？

- どんな価値の方向に自分は向かっているか？

- 自分の破滅的な思考がほんとうであると、自分は100％確信しているか？

実のところ、道にあるデコボコをうまく切り抜けることを学ぶことで、あなたは運転がじょうずにもなりますし、自分の行きたいところに行く手助けにもなるのです。

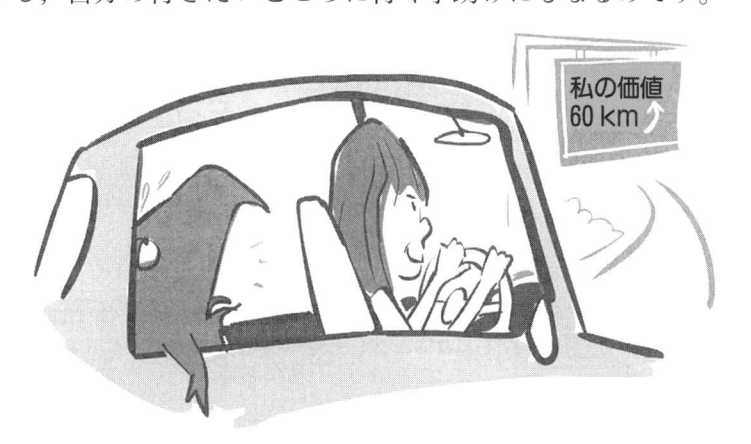

あなたの悪い結果が、実は良いものだったという可能性もあります。あなたのエクスポージャーについて起こりうるほんとうにまちがったことは、ただひとつ、あなたがそれをやらないということだけです。ですから、もしあなたがエクスポージャーをして、それが希望したとおりにいかなかったとしても、自分の背中を叩いてこう言ってやりましょう。「任務完了！」と。

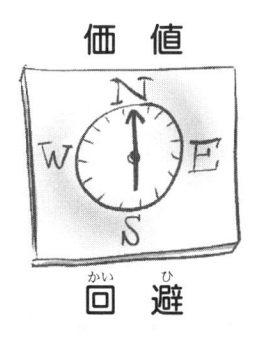

あなたが自分のエクスポージャーについてもっている問題 —— それは圧倒的な恐怖かもしれませんし，持続的な不安かもしれませんし，最悪の結果かもしれませんが —— それが何であるかにかかわらず，唯一の問題解決の方法は，自分のエクスポージャー表にもどってみることです。「何だって？」とあなたは言うかもしれません。「ほんとうにあれを記入する必要があるの？ テストとか宿題みたいじゃないか」

まったくほんとうに，エクスポージャー表というものは，さぼったり，飛ばし読みしたりしたくなるものです。だれだって書類仕事なんてしたくありません。多くの10代の若者は，エクスポージャー表なんてその場でぶっつけ本番でやればすぐできるようなしろもので，簡単すぎて，すべて書き出すのは時間の無駄だと感じています。しかし，もしあなたが表を書き込まずにエクスポージャーをやるなら，あなたは，あのおなじみの自動思考や安全行動にもどってしまう可能性が高くなります。そして，すこし時間をかけてエクスポージャー後の表を記入することをしなければ，完璧主義者の目標にとらわれてしまう可能性が高くなりますし，そこで経験した出来事を新しい視点で見る可能性が低くなります。つまり，自分の価値の方向に向かって進み，自分にとって大切なことをする可能性が低くなってしまうのです。

実験として，あなたが今問題をかかえているエクスポージャーを表にしてみましょう。最初の5セクションから始めましょう。これらはすべてあなたの恐れているものや，ゆがみに関するものです。じっくり時間をかけて，それぞれの質問について考え抜いて，できるかぎり正直に答えましょう。

エクスポージャー	どんな恐れている状況に，あなたは立ち向かおうとしていますか？
不安をひきおこす予言	何が起きるのを恐れていますか？
完璧主義者の目標	あなたはこの状況で，どうふるまうべき，どうほかの人から見えるべきと考えますか？
安全行動	あなたは不安をひきおこす予言が起きないように，ふつう何を行っていますか？

ゆがみ	どんなゆがんだ思考が，あなたの不安をひきおこす予言のもとになっているでしょうか？ □ 破滅的思考（起こりうる最悪の結果が起きると仮定する） □ 肯定的側面を無視する（評価を受けるのに値するのに，それを拒否する） □ レッテル貼り（自分に否定的な名前をつける） □ スポットライト（だれもがあなたのことを見ていると考える／自分の心の中で感じていることが外に見えていると考える） □ 読心術（ほかの人が考えていることや，これから考えるであろうことを推測する） □ 社交上の完璧主義（自分に失敗を許さないような高いハードルを自分自身に設定する）

ここにあげた表の5つのセクションは，書き切るのがとてもむずかしいかもしれません。しかし，あなたの非生産的な思考，目標，行動を正直に評価することが，新しい思考，目標，行動を思いつく前に必要なステップなのです。表の次の部分は，あなたに元気を出させるためのチアリーディングのセクションです。ものごとが大変になったとき，自分が退却しないようにするために，あなたは自分自身に何を言ってあげられるでしょうか？　自分が実際に達成できることと，そもそもどうしてこのことをしたかったのかということに注意を集中することを忘れないでください。

適応的思考	一番不安に感じたとき，あなたはどんなことを心に思い描けるでしょうか？
現実的な目標	不安に感じていたとしても，どんなことが達成できるでしょうか？
価値	何があなたをこの方向に動かす動機になっていますか？

記入は終わりましたか？　よくできました！　表を必要なだけの頻度で，復習するようにしてください。表を信頼のおける友達や理解してくれる親と共有しましょう。エクスポージャーはテストと同じで，準備をきちんとすればそれだけ良い結果が得られるものです。そして，エクスポージャーをした後には，エクスポージャー後の評価を記入することを忘れないようにしてください。もしあなたがエクスポージャーがうまくいかなかったと感じるなら，このことへのあなたの回答が，あなたが立ち直る手助けになるでしょう。もしあなたがエクスポージャーがうまくいったと感じるなら，あなたの回答が，あなたがはしごの次の段を設定する手助けになるでしょう。

私は自分の現実的な目標を達成したか？　どうやったか？	
私は安全行動を使ったか？代わりに何をしたか？	
私はどうやって自分の価値の方向に向かって進んだか？	
実際の結果はどうだったか？	
私は何を学んだか？	

　あなたの恐怖を表とはしごを使って管理することは，不自然で退屈なことに感じられるかもしれません。それは特に，あなたが一生懸命がんばったときに手に入れることができる報酬が得られる前に起こりがちです。勢いがついて，目標が近づくにつれて，あなたは自分の不安について，新しいやり方で理解するようになります。あなたは恐怖と闘うのではなく，恐怖に向かって身を乗り出すようになります。「恐怖に向かって身を乗り出す」とはどういう意味でしょう？　答えは次の章にあります！

第12章 さらなる高みへ
どうやって過ちはあなたをより強くするのか

　この章では，私たちはあなたに，わざと自分で自分に恥ずかしい思いをさせるように仕向けたいと思います。それはばかばかしい質問をすることかもしれませんし，だれかを退屈させることかもしれません。「わざとだって？」とあなたは思うかもしれません。「ふざけてるの？」

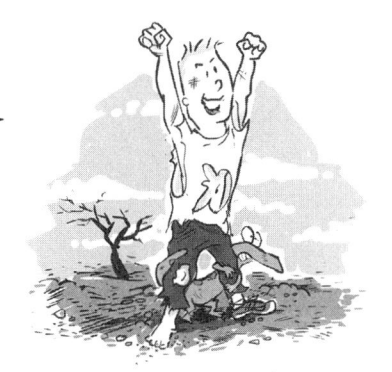

　それは最初あなたが思ったほどおかしなことではありません。思い出してください，悪いことが起こることを防ごうとするあなたの努力こそが，あなたを回避という，何の成果ももたらさない道へと迷いこませたのです。ここまでエクスポージャーをやってきて，あなたはすでにいくらか恥ずかしい思いはしてきているでしょう。そしてあなたがまだこの本を読んでいるということは，明らかにあなたはそれでもまだ生きのびているということです。実際のところ，多分あなたは，自分が思っていたよりも，自分が強いこと，そして自分がすでにいくつかの適応的な技法を身につけていることに気づいていることでしょう。

　さて，適応的な技法というのは，目的をもって使うなら，どんなに強力なものか，想像してみてください。あなたの不安をひきおこす予言を実際に起こすということだってできるのです。

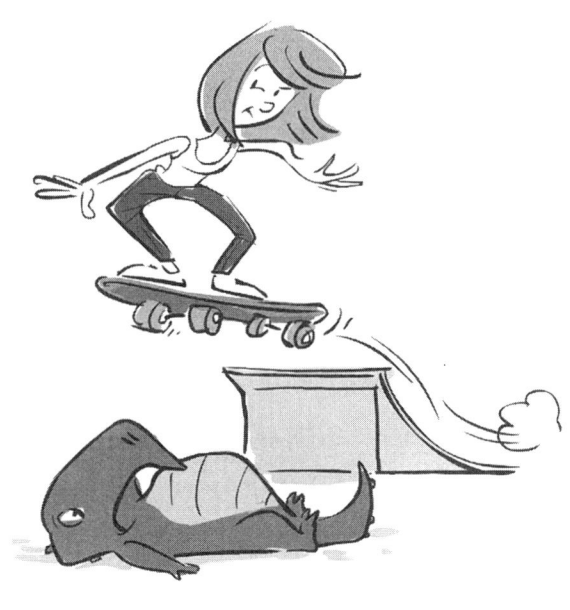

　あなたはスケートボーダーが，「転んだことがないのなら，スケートボードをしたことにはならない」といっているのを聞いたことがありますか？　それが意味していることは，本物のスケートボーダーというものは，常に自分の能力を超えて挑戦し続け，常に新しい技やより高いジャンプを試し続けるということです。実際，どんなスポーツであっても，上達のためには，「居心地のいい領域」の外に出て，恐怖に向かって身を乗り出し，自分自身を危険にさらす必要があります。

このことは，私たちが赤ちゃんのときの最初の一歩を通じて学ぶことです。赤ちゃんは転びます。転んで大泣きします。しかし，唯一，赤ちゃんがしないのは，恥ずかしいと思うことです。赤ちゃんは転ぶことについて，自意識過剰ではありません。それは部屋の中にいる全員が注目していてもです。ちょっと想像してみてください。社交不安の赤ちゃんがいたとします。その赤ちゃんが，もし自分が転んだら，人は自分のことを笑うだろうとか，両親は自分のことを不器用と呼ぶだろうとか，自分は自傷行為をしたり自殺したりするだろうとか考えるとしましょう。こう考えることで，その赤ちゃんは，立ち上がることや，おぼつかない足取りで歩くことを回避します。その赤ちゃんは，どこに行くのでもハイハイをして行きます。そしてハイハイ自体が恥ずかしいものですから，結局，1カ所に留まり，お座りをしたままでいることになるでしょう。

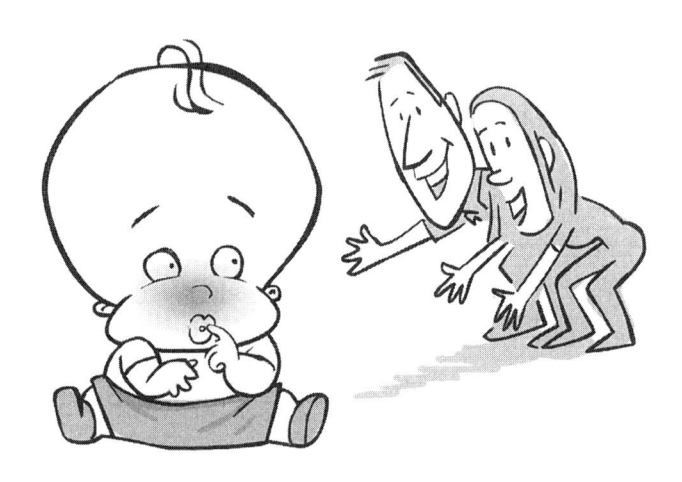

　歩くことを学ぶためには，あなたは転ぶことを学ばなくてはなりません。人と付き合う状況で，居心地良く過ごすためには，あなたは恥ずかしい過ちをおかさないといけないのです。あなたはそういう過ちがたまたま起きるのを待っていることもできますが，わざと起こすこともできます。どちらのやり方が，よりよい結果をひきおこすか考えてみましょう。

　そういう状況を思いつくのは，思ったより簡単なものです。たとえば，エクスポージャー表の，あなたの不安をひきおこす予言の欄にもどってみて，恥ずかしい思いをする可能性を高める方法を考えてみましょう。それがあなたの新しいエクスポージャーになります。

次にあげるのは，リズ，ブランドン，ベラの例です。

リズは，自分が人を退屈(たいくつ)させると考えています。彼女(かのじょ)は，ほかの人が彼女を批判するのではないかと考え，注意を引くのを恐(おそ)れています。彼女は何をするでしょう？

- 退屈な話題のリストを作り，それについて人に話したり，メールをしたりする。
- わざと人の話を遮(さえぎ)る。
- 学校の廊下(ろうか)で，遠くにいるだれかに「こんにちは」と大声で呼びかける。

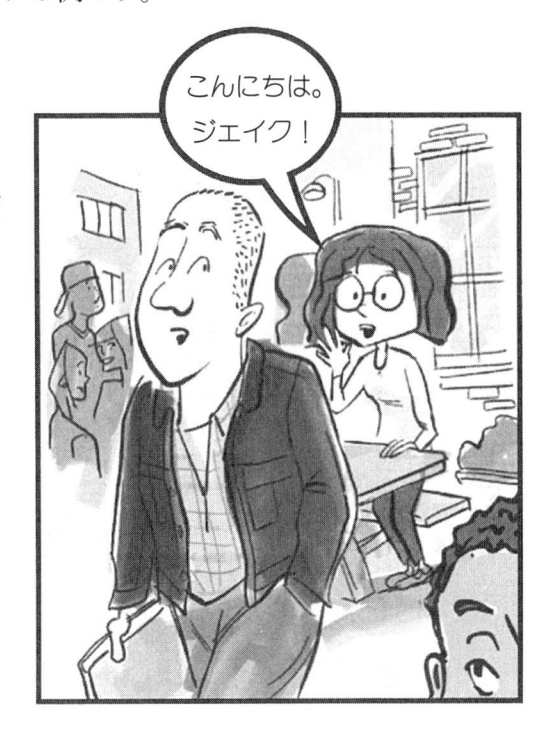

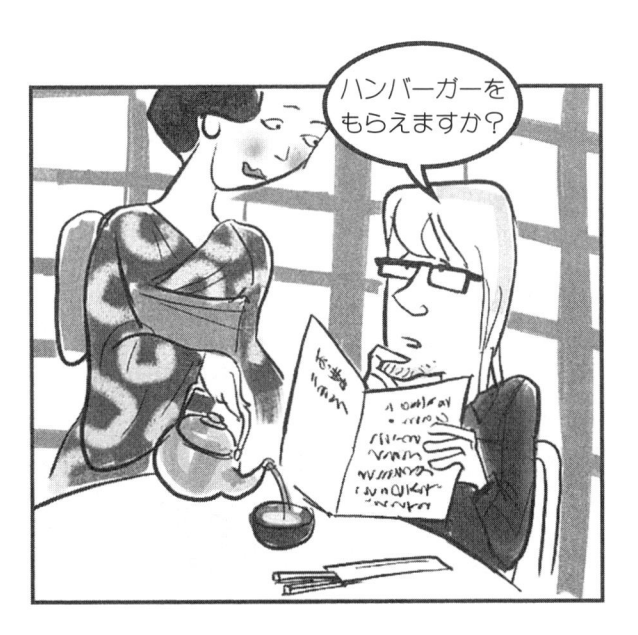

ブランドンは，何かまちがったことを言って，自分がばかにされることを恐れています。彼(かれ)は何をするでしょう？

- レストランで，そこにないとわかっているものを注文する。
- わざと，人の名前をまちがって呼ぶ。
- 人の名前の発音をまちがえる。

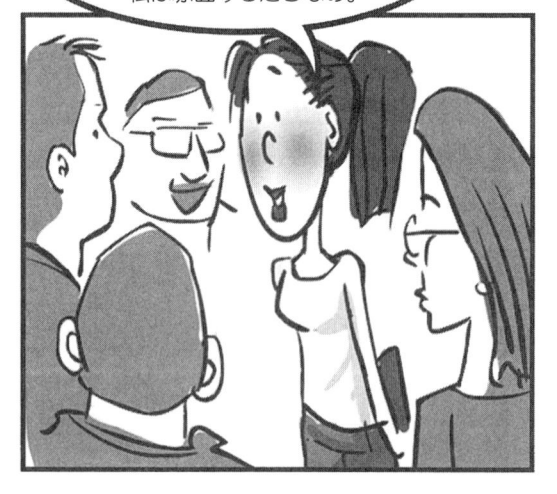

ベラは自分が赤面することにほかの人が気がつくのではないかと恐れています。彼女は何をするでしょう？

- 大勢の人と話したり，発表をする前には，頬を強くこすって赤くする。
- 頬紅をきつく塗る。
- わざわざ自分から説明して，みんなが自分の赤面に気づくように仕向ける。

（吹き出し：私は赤面しているように見えるかもしれないけれど，それは私がほんとうに赤面しているからよ。私は赤面するたちなの。）

次に，いくつかほかの，「さらなる高みへ」到達するためのアイデアをあげておきます。

- ものすごい汗をかいているように見せるため，脇の下と額にスプレーで水をふりかける。
- 何かを飲むときに，わざと手をふるわせる。
- 体育館で，腕立て伏せをするときに，みんなに聞こえるように大声で回数を数える。
- お気に入りの洋服屋さんで，服を裏表逆に試着して，店員さんにどう見えるかたずねる。
- コンビニで，大量の硬貨だけで，支払いをする。
- 授業で先生が質問をしたとき，手をあげて，まちがった答えを言う。
- ペットストアに電話をかけて，ドッグフードを売っているかどうかたずねる。
- 映画館に入り，映画が始まった後で，だれかの真ん前に座る。または，映画が始まって1時間たったところで，携帯のアラームが鳴るようにセットする。
- アイスクリームをカップでなくコーンのほうで買って，落とし，もう1個ただでもらえないかお願いする。

コツがつかめたでしょうか。もしこういったことを考えただけで不安になるなら，多分これはすばらしいエクスポージャーになるでしょう。

結　論

　あなたは自分の社交不安について学ぶことで，ちょうどあなたと同じような人が何千，何万人といることに気づいたでしょう。どういうふうに，ゆがんだ思考が気持ちや行動に結びつくかに気づくことで，あなたは自分の思考に疑問をもち，回避に至る回路をこわすことができるでしょう。適応的な戦略を使いながら，ひとつずつ恐怖と向き合い，対応できる範囲の危険をおかすことで，あなたは，社交不安のせいで制限されていた人生から，自分の行きたいところにはどこにでも行き，自分にふさわしい友達を手に入れることができる人生へ移ることができます。

　もしあなたが，この本で説明されている技法を試してみれば，おそらくあなたは社交不安，つまり人付き合いのうえでの不安が減るのを経験し，以前は回避していたことをすることができるようになるでしょう。あなたが手に入れた進歩を維持するために，あなたは適応的な思考の練習をして，エクスポージャーをやり続けたいと思うようになるでしょう。あなたはトレーニングをしている運動選手のようなものです。もしエクササイズをやめれば，あなたの筋肉は弱ってしまいます。もしあなたが定期的に練習をしていれば，あなたはより強くなるでしょう。

　あなたの社交不安が完全になくなるという保証はありません。めざましい進歩をした後であっても，あなたはまちがいなく，前の日にはまったく負担にならなかった状況を回避したくなるという日があるでしょう。これはふつうのことです。あなたの不安のレベルは，ほかの気分と同様，たとえば，睡眠不足や，食べるもの，月経の周期，アルコールや薬物の摂取といった，さまざまな要因に影響を受けます。もしあなたが，自分をより不安にさせるようなものを見きわめることができれば，そのことによる影響をコントロールする手助けになるでしょう。たとえば，あなたが前の晩あまり眠れないと次の日に不安になりやすいと気づけば，逆に，しっかり休んだ後にはもっと気分が良くなるだろうと自分に言ってあげられます。

　新しい仕事を始めたり，新しい学校に行ったり，親元を離れて大学に行ったり，引っ越しをして知らない街や都市に行ったりすること，こういった人生の節目となる出来事は，どれも，社交不安が悪化する引き金となります。ですから，こういった出来事はすべて，この本であなたが学んだことを復習して，ここに出てきた技法を練習するための貴重な機会となります。

それでは，どうしたら自分がほんとうに進歩したとわかるのでしょう。一番いいやり方は，どんな状況を自分が回避しているか，正直に見てみることです。あなたのモットーは，「回避を回避しよう！」です。もしもあなたが，自分にとって大切なことを回避しているのであれば，あなたは社交上の完璧主義などの，「ひどいゆがみ」というあのおなじみの落とし穴に落ちてしまっています。あなたの価値のコンパスを取り出して，何があなたにとって大切かを思い出しましょう。それから，あなたを以前に助けてくれたスキルに頼りましょう。同じスキルがあなたをもう一度助けてくれます。思い出してください……

あなたは一人ではありません
そして
あなたは社交不安を飼いならすことができます！

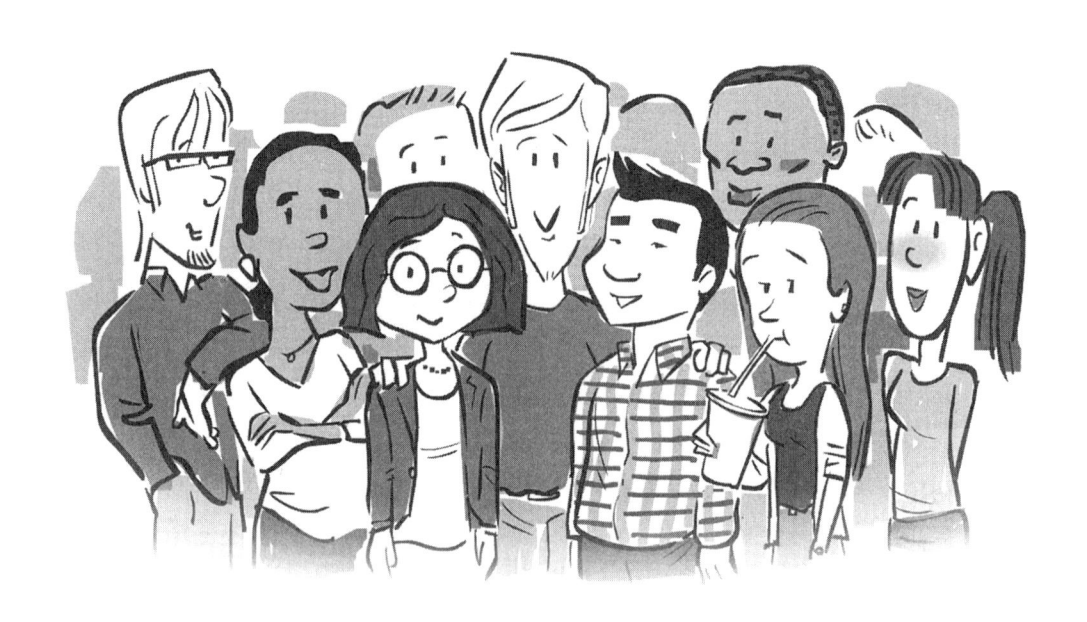

付録A 10代の若者と保護者の方へ 治療と薬物療法について

　この本はセルフヘルプの本です。この本は，社交不安とは何か，そしてどうやってそれを切り抜け，自分が人生でやりたいことのじゃまをさせないようにするかを説明しています。もしあなたが，この本に出てくるエクササイズやエクスポージャーをやってみて問題が生じたら，あるいは，やってみたけれど効果がないと感じるのであれば，協力してくれるセラピストを見つけることが必要かもしれません。

　これはスポーツに似ています。どうやって試合が行われるか，そして上達するには何を練習したらよいかを本で読むことはできますが，それでもやっぱりコーチは必要です。セラピストはコーチのようなものです。彼らは，あなたといっしょに，必要なスキルを伸ばし，安全行動のような，あなたが気づいていないかもしれないことを指摘することができます。特にむずかしいようなエクスポージャーをやり通す際には，励ましてもくれます。

　この本は認知行動療法（CBT）と，アクセプタンス＆コミットメント・セラピー（ACT）の理論に基づいています。CBTは，思考（認知），感情，行動の関係に焦点を当てています。CBTのセラピストは，自分を不安にさせている自分の思考を，あなたが自分で発見し，それに挑戦し，そしてあなたの問題を悪化させている行動をあなたが自分で変化させる手助けをしてくれます。ACTは，CBTの一種ですが，思考を変化させることよりも，行動を変化させることの方に重点を置いています。ACTの目的は，自分にとっての価値をはっきり確認し，あなたがより豊かで意味のある人生を送ることにつながるような行動に自ら関わっていくようにすることです。

　CBTとACTは，すべての不安に関わる問題に非常に有効です。もしあなたがセラピストにかかることを決めたのであれば，CBTかACTのいずれかの訓練を受けたセラピストを見つけることが非常に重要です。

薬物療法について

あなたは，社交不安に対する薬物療法について，受けるかどうか迷っていたり，聞いたことがあるかもしれません。実際，ほかのタイプの不安障害と同じように，社交不安についても，役に立つ薬物療法があります。基本的には，2つのタイプの薬があります。

ベンゾジアゼピン（抗不安薬）

ベンゾジアゼピンは，身体と脳に非常に素早く効く，不安をやわらげる薬です。ふつうは，不安になったりパニックになったりしたとき，自分が不安になりそうな状況にこれから入るときに服用します。

一般的なベンゾジアゼピンとしては，ソラナックス（アルプラゾラム），セルシン（ジアゼパム），ワイパックス（ロラゼパム），リボトリール（クロナゼパム　注：日本では抗てんかん薬に分類される）などがあります。カッコの中は一般名です。

ベンゾジアゼピンには長所と短所があります。

長所

- 効き目が速い。
- 必要に応じて服用できる。
- そんなに高価でない。
- 錠剤の形なので，たいていの人にとっては服用が簡単である。

短所

- 眠くなったり，頭がふらふらしたり，混乱したり，気持ちが落ち込むといった副作用がある。
- アルコールといっしょに服用すると死亡の危険性がある。
- 身体的な依存が生じる可能性がある。
- 薬に頼ることが安全行動になりうる。身体的に依存していなくても，あなたが自分の恐怖に直面し，自信をつけることのじゃまになる可能性がある。

抗うつ薬

あなたは，どうして抗うつ薬が不安に対して処方されるのか，不思議に思うかもしれません。その理由としては，抗うつ薬がもつ，脳の中で作用して抑うつ気分を減らすという働きが，同時に不安を減らすという働きもするということがあげられます。また，社交不安をかかえる人が，同時にうつもかかえているということもめずらしいことではありません。抗うつ薬は，この両方の問題に効果があります。

一番ふつうのタイプの抗うつ薬は，選択的セロトニン再取り込み阻害薬（SSRI）と呼ばれるものです。セロトニンは，気分に影響をあたえる，脳の中の化学物質で，SSRIは，セロトニンの濃度を上げることで効果を発揮します。また，SSRIは，気分に影響するようなほかの脳の中の化学物質にも作用します。一般的なSSRIとしては，プロザック（フルオキセチン，日本未発売），パキシル（パロキセチン），セレクサ（シタロプラム，日本未発売），ゾロフト（セルトラリン），レクサプロ（エスシタロプラム），ルボックス（フルボキサミン）があります。ときどき用いられるほかの抗うつ薬としては，エフェクサー（ヴェンラファキシン，日本未発売），サインバルタ（デュロキセチン），サーゾーン（ネファゾドン，日本未発売），レメロン（ミルタザピン）などがあります。

ベンゾジアゼピンと同様に，SSRIにも長所と短所があります。

長所

- そんなに高価でない。
- 錠剤の形なので，たいていの人にとっては服用が簡単である。
- 依存性がない。
- 不安なときに服用するのでなく，毎日服用する薬なので，安全行動として用いられる可能性が低い。

短所

- 副作用の可能性がある。よくある副作用としては，吐き気，下痢，便秘，眠気，イライラ，口のかわき，頭痛，あくび，手のふるえ，性機能の障害などがある。時間がたつにつれ，これらの副作用の多くは軽くなる。
- はっきり効き目が出てくるまで4〜6週かかる。
- 薬をやめるときに，不快な症状が出てくる可能性がある。たとえば，めまい，吐き気，頭痛，不眠，風邪に似た症状など。薬をやめるときに，ゆっくりと量を減らせば，こういった症状は弱くなる可能性がある。
- 服薬をやめたときに，社交不安の症状がふたたび出てくる可能性がある。

あなたの不安に対して，服薬をするべきでしょうか，するべきでないでしょうか？それについては，まず，どんなことに対しても，何かをするべきか，するべきでないか，と考えるのはまちがったアプローチの仕方だということが言えます。「するべき，するべきでない」という表現は，だれにとっても絶対的な正しいこと，まちがったことがあるということを意味していますが，そのこと自体が完璧主義者の考え方です。

　もしあなたが，家から外出するとか，学校に行くとか，この本に出てくるエクササイズをやるとかいったことをするのにじゃまになるような，極端な不安を感じているようであれば，医療機関を受診して医師に服薬について相談してみてもよいでしょう。不安に対する薬物を処方してくれるのは，ふつうは，かかりつけ医，または精神科医です。

　薬物療法を試している人について言うと，一番いい結果が出るのは，認知行動療法と組み合わせた場合です。このことは理にかなっています。薬物療法は，不安の量を減らす手助けをしてくれます。認知行動療法は，今この場の不安，そして長期的な不安について，克服するスキルを教えてくれます。このようにして，服薬をやめても，社交不安が再発する可能性が，より低くなるのです。

付録B 役に立つ資源

書籍

『子どもと若者のための認知行動療法ワークブック：上手に考え，気分はスッキリ』
ポール・スタラード著，下山晴彦監訳，金剛出版，2006年

ウェブサイト

■ こころもメンテしよう〜若者を支えるメンタルヘルスサイト〜（厚生労働省）
　http://www.mhlw.go.jp/kokoro/youth/

■ うつ・不安ネット
　http://www.cbtjp.net/

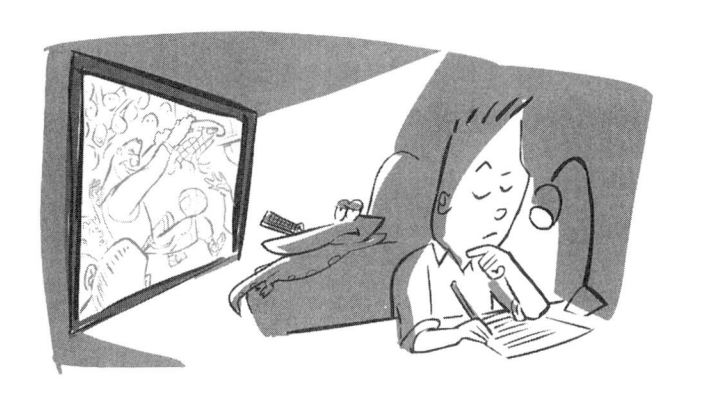

付録C トイレの問題
Paruresis（パーユレーシス）（人見知りな膀胱）

　もしあなたが，公衆トイレでおしっこをするのに問題があるとしたら，あなたはひとりではありません。私たちの大部分は，人生のうちのある時点でこのことを経験しています。この問題に対する専門用語は，Paruresis（発音は，パーユレーシス）です。ふつうは，「人見知りな膀胱」とか「恥ずかしがり屋の膀胱」と呼ばれています。そして軽いものから非常に重いものまでさまざまです。

　何百万人という人が「人見知りな膀胱」に苦しんでいます。しかし，人に言うのが恥ずかしいために，ひとりで苦しんでいることが多いのです。「人見知りな膀胱」は社交不安によってひきおこされます。この問題に苦しんでいる人は，見つめられること，聞き耳を立てられること，否定的に判断されることを恐れています。こういった不安のせいで，どんなに膀胱がパンパンでも，尿が流れ出ることができないのです。ですから，この問題は，やっかいなだけでなく，苦痛をともなう場合があります。

　ご存じのように，社交不安の10代の若者は，不安になるような状況を常に避けるものです。つまり，この場合，公共の施設でおしっこをすることだけでなく，ほかの人がいるときには，自宅でおしっこをすることすら避けるようになります。こうやって回避することで，彼らが自分の人生を生きること，自分にとって大切なことをやることがほんとうに妨げられます。レストラン，友達の家，パーティーなど，どこであっても，行くことが大問題になりえます。

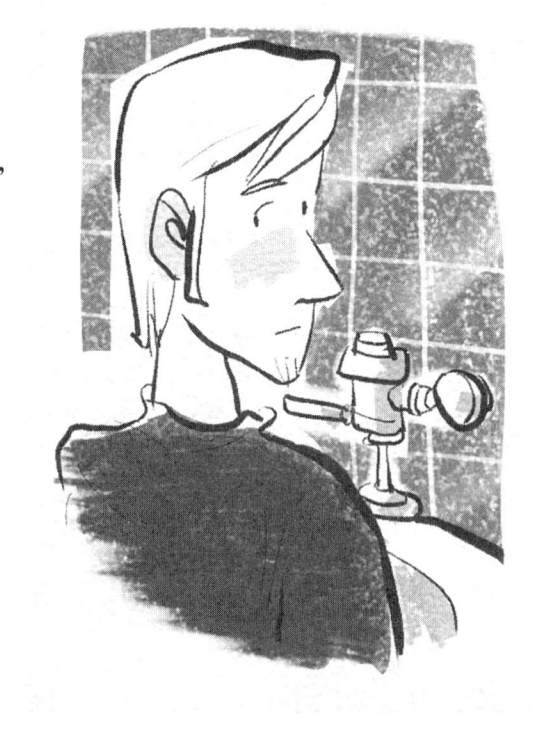

次にあげるセルフチェックは，どれだけ「人見知りな膀胱(ぼうこう)」があなたにとって問題になっているかを見積もる手助けになるでしょう。

ほかの人がいるときに公衆トイレを使うことに対して，非常な，そして持続的な恐(おそ)れがありますか？　□はい　□いいえ

ほかの人がいるときに，公衆トイレで，おしっこが出はじめるまでに問題があったことがありますか？　□はい　□いいえ

あなたがおしっこをしようとしていとき(ママ)に，ほかの人が何を考えているか心配になることがありますか？　□はい　□いいえ

家から出ているときには排尿(はいにょう)ができないのに，家ではできますか？　□はい　□いいえ

おしっこをすることについての問題で，人から侮辱(ぶじょく)されたり恥(は)ずかしい思いをさせられたりするのではないかと心配していますか？　□はい　□いいえ

公衆トイレでおしっこをしようとすると，常に，あるいはほとんど常に，不安になりますか？　□はい　□いいえ

公衆トイレを使うことが怖(こわ)いということは，あなたにとって，ばかげたこととか，不合理なことに感じられますか？　□はい　□いいえ

あなたは公衆トイレで排尿することを回避(かいひ)していますか？　あるいは，強い不安や苦痛があっても，がまんして公衆トイレを使っていますか？　□はい　□いいえ

あなたが公衆トイレを使うことを回避していること，あるいは使うことに対する不安や苦痛は，ほかの人との関係や，社会的な活動や，仕事に対して，非常な妨(さまた)げになっていますか？　□はい　□いいえ

医師は，あなたが公共の場所で排尿することがむずかしいことについて，身体的な問題がないことを確認していますか？　□はい　□いいえ

「はい」の数が多いほど，あなたにとって「人見知りな膀胱(ぼうこう)」が問題であるということになります。うれしいことに，この問題は，この本の中で概略(がいりゃく)が示されているものと同じ戦略で治療(ちりょう)できる場合が多いのです。しかし，脳と膀胱のあいだには独特のつながりがあるので，この本で説明されていない，「人見知りな膀胱」を治療する独特の方法があります。

付録D　ほかのよくあるタイプの不安

　社交不安をもつ人は，しばしばほかのタイプの不安ももっています。次に，よくあるタイプの不安と，そのいくつかの典型的な症状をあげてあります。この本の中のエクササイズの多くは，下にあげてある問題の助けになりますが，それぞれの不安のタイプに応じたツールとエクササイズについて学ぶのが一番いいことです。

パニック発作

- 予期していないときにとつぜん非常に怖くなること
- 心臓がドキドキしたり，息が吸いづらかったり，ふらふらしたりといった身体的な感覚があること
- 気が変になったり，死んだり，コントロールを失うのではないかという恐怖を感じること
- 自分の家を出るのが怖いこと
- お店や教室にいるときに，閉じ込められていると感じること

全般性不安

- 自分がコントロールするのがむずかしいことについての心配をすること
- あなた自身，もしくはあなたの愛する人が，傷つけられたり，死んだりするのではないかという心配をすること
- 地震，津波，ハリケーンといった自然災害について心配すること
- 宿題や，テストや，学校でトラブルに巻き込まれることについて心配すること
- 遅刻することについて心配すること

恐怖症

- エレベーター，高所，川や海といった特定の場所についての恐怖
- 特定の動物，昆虫といったものに対する恐怖
- 針や血液に対する恐怖
- 吐くことに対する恐怖

強迫性障害

- 頭に取り付いて離れない不快な思考
- ばい菌や，汚れることに対する恐怖
- 自分がだれかを傷つけたり，何か悪いことをしてしまったのではないかという心配
- 偶数でないと気がすまないこと
- 意味がないとわかっていても，ある行動を繰り返さないと気がすまないこと

分離不安

- ひとりでいること，またはひとりで眠ることへの恐怖
- 両親から離れていることへの恐怖
- 学校へ行く，旅行に行く，一晩外で過ごすときの不安

心的外傷後ストレス障害（PTSD）

- 外傷的な出来事への反応としての，強い恐怖，無力感，または回避
- フラッシュバックや，悪夢といったかたちで，外傷的な出来事を再体験すること
- 無力感を感じ，外傷的な出来事を思いおこさせるような人，場所，または行動を回避すること

訳者あとがき

　だれでも，これまでに，「人前で話すのが怖い」「人に注目されるのが恥ずかしい」といった気持ちをもったことはあるのではないでしょうか。しかし，そのせいで，日常生活に支障をきたし，ひいては自分の人生がねじ曲げられてしまっていたとしたら，それは「社交不安障害」という病気かもしれません。社交不安障害は，日本では300万人以上の患者さんがいらっしゃると推定され，その多くは思春期に発症するといわれています。

　社交不安障害の治療には，さまざまなものがありますが，なかでも，認知行動療法はその効果がはっきりと科学的に確認されている治療法です。

　しかし，発症の好発年齢である10代の若者に向けて，認知行動療法の技法を用いて，社交不安障害に対処するために書かれたワークブックは，これまで日本ではほとんど出版されていませんでした。

　この本は，魅力的なイラストと，豊富な実例を用いて，社交不安をもつ若者が，無理なく，認知行動療法的な考え方を身につけ，エクスポージャーを一人で進めていくことができるようになっています。また，「価値のコンパス」「誕生日パーティー」などのわかりやすいたとえを用いて，第3世代の認知行動療法といわれるACT（アクセプタンス&コミットメント・セラピー）の考え方も，無理なく身につけることができるようになっています。

　著者のジェニファー・シャノンは，長年にわたって，子どもや若者に対して認知行動療法を行ってきた心理療法家です。彼女がこの本を書いたきっかけは，お嬢さんのローザさんが社交不安障害のために一時的に学校に行けなくなってしまったとき，彼女に読んでもらうのにちょうどいい本がないことに気づき，それなら自分で書こうと決意したことだそうです。そして彼女の旦那様がたまたま漫画家だったこともあり，旦那様にイラストを書いてもらうことにしたそうです(脚注参照)。

　訳者がこの本を訳させていただいた経緯もこれとほんの少し似ているかもしれませ

脚注

このあたりのことについては，インターネットに著者のインタビュー記事が掲載されていますのでご覧ください。
http://socialanxietydisorder.about.com/od/booksandmagazines/a/Interview-With-Author-Jennifer-Shannon.htm

Youtubeには娘さんのローザさんのインタビューが掲載されていますので，視聴することができます。
http://www.youtube.com/watch?v=tq4klkup4mk
(Youtubeでsocial anxiety jennifer shannonと検索してみてください。My Social Anxietyという題です)

ん。訳者は，自身の勤務する職場で，対人面での不安に苦しんでいる若者のグループの方たちに読んでいただくための本を探していて，なかなかいい本がないと感じていたときに，この本に出会いました。大変すばらしい本だと思ったのですが，残念なことにまだ翻訳がされていませんでしたので，それなら訳をさせていただこうと思い立ったのです。

　出版にあたりまして，星和書店の石澤雄司社長，担当の桜岡さおりさんには大変お世話になりました。ここに厚くお礼申し上げます。

〈著者〉

ジェニファー・シャノン（Jennifer Shannon, LMFT）
カリフォルニア州のサンタ・ローザ認知行動療法センターの臨床部門責任者兼共同設立者。彼女は認知療法・認知行動療法家国際認定組織の認定を受けている。

〈イラストレーター〉

ダグ・シャノン（Doug Shannon）
フリーランスの漫画家。トゥー・ステップという，数カ国語に訳された本のイラストを描いている。1997年から2000年までアメリカ全土に配信された新聞漫画「クレアとウィーバー」の作者である。

〈序文〉

クリスティーン・A・パデスキー（Christine A. Padesky）
臨床心理士。カリフォルニア州ハンチントンビーチにある認知療法センター所長。認知行動療法には30年以上の経験をもち，『マインド・オーバー・ムード』などの共著者である。

〈訳者〉

小原圭司（こばら　けいじ）
島根県生まれ。精神保健指定医，精神科専門医。1993年東京大学医学部卒業。東京大学医学部付属病院，虎の門病院，松沢病院，関東医療少年院などを経て，2012年より島根県立心と体の相談センター（精神保健福祉センター）所長。2008年より日本精神神経学会の学会英文誌であるPsychiatry and Clinical NeurosciencesのManaging Editorも務めている。

10代のための人見知りと社交不安のワークブック

2013年8月23日　初版第1刷発行

著　者　ジェニファー・シャノン
訳　者　小原圭司
発行者　石澤雄司
発行所　㈱星和書店
　　　　〒168-0074　東京都杉並区上高井戸1-2-5
　　　　電話　03（3329）0031（営業部）／03（3329）0033（編集部）
　　　　FAX　03（5374）7186（営業部）／03（5374）7185（編集部）
　　　　http://www.seiwa-pb.co.jp

Ⓒ 2013 星和書店　　　Printed in Japan　　　ISBN978-4-7911-0855-8

・本書に掲載する著作物の複製権・翻訳権・上映権・譲渡権・公衆送信権（送信可能化権を含む）は
　㈱星和書店が保有します。
・ JCOPY 〈(社)出版者著作権管理機構 委託出版物〉
　本書の無断複写は著作権法上での例外を除き禁じられています。複写される場合は，そのつど事前に
　(社)出版者著作権管理機構（電話 03-3513-6969，FAX 03-3513-6979，e-mail：info@jcopy.or.jp）
　の許諾を得てください。

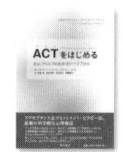

ACTをはじめる(アクセプタンス&コミットメント・セラピー)
セルフヘルプのためのワークブック

[著] スティーブン・C・ヘイズ、スペンサー・スミス
[訳] 武藤 崇、原井宏明、吉岡昌子、岡嶋美代
B5判 344頁 2,400円

ACTは、新次元の認知行動療法といわれる最新の科学的な心理療法。本書は、楽しくエクササイズを行いながらその方法を身につけられるセルフヘルプのためのワークブック。

〔季刊〕こころのりんしょう à·la·carte

第28巻1号
〈特集〉ACT(アクセプタンス&コミットメント・セラピー)
= ことばの力をスルリとかわす新次元の認知行動療法

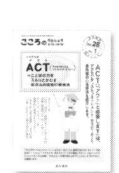

[編集] 熊野宏昭、武藤 崇　B5判　204頁　1,600円

ACTは、認知行動療法の第3の波といわれる最新の心理療法。「ことばの機能」が持っているメリットやデメリットを十分に把握し、そのメリットを最大限に活かすことによって「生きる力」を援助する。本誌は、その理論背景と臨床実践をQ&Aと論説により詳しく解説する。

発行：星和書店　http://www.seiwa-pb.co.jp　価格は本体(税別)です

私らしさよ、こんにちは
Five Days to Self-esteem
5日間の新しい集団認知行動療法ワークブック
自尊心をとりもどすためのプログラム

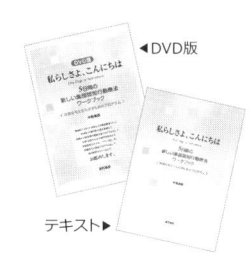

[著] 中島美鈴

〈DVD版〉B5判（テキスト付き）　DVD1枚
収録時間：約1時間54分　5,800円
〈テキスト〉B5判　68頁　800円

認知行動療法のさまざまなスキルが5日間で習得できる。デイケア、EAP、学校などで幅広く使える集団認知行動療法プログラム。

＊このプログラムが役に立つ方

自分に自信が持てずにくよくよ悩みがちな方／気分が落ち込んでいる方／不安な気持ちで落ち着かない方／ひとりぼっちでみじめだと感じている方　など

> 診断名による制限は特に設けていませんが、気分が落ち込み過ぎて考えがまとまらない時、著しく興奮している時は避けるようにしてください。
> うつ病などの気分障害、不安障害、統合失調症、過食やリストカットなど行動上の問題のある方、アルコール依存や薬物依存などアディクションの問題を抱える方など、幅広い方々に適しています。

＊このプログラムへの取り組み方

グループで：グループの司会進行役をされる方は、まずDVDをご覧ください。グループワークの進め方や、参加者がつまずいたときの支援の仕方がよくわかります。テキストは、グループセッションを行う際に、グループの参加者各自で使用するためのテキストとしてお使いください。テキストは、書き込みながら使用するワークブックの形式となっており、グループの人数分必要となります（テキストのみの別売りもあります）。

個人で：テキストは、集団認知行動療法のために作成されています。テキストを単独で使用するとわかりにくい点が多々ありますので、DVDとセットで学習を進めてください。

発行：星和書店　http://www.seiwa-pb.co.jp　価格は本体（税別）です

不安もパニックもさようなら
不安障害の認知行動療法
薬を使うことなくあなたの人生を変化させるために

［著］デビッド・D・バーンズ
［監修・監訳］野村総一郎、中島美鈴　［訳］林 建郎
四六判　784頁　3,600円

『いやな気分よ、さようなら』の出版後26年、バーンズ博士はその間の臨床実践をもとに不安障害の認知行動療法を紹介。不安やパニックに対処する40の抗不安技法が分かりやすく説明されている。

自信がもてないあなたのための
8つの認知行動療法レッスン

自尊心を高めるために。
ひとりでできるワークブック

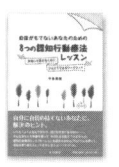

［著］中島美鈴　四六判　352頁　1,800円

マイナス思考や過剰な自己嫌悪に苦しんでいるあなたへ――認知行動療法とリラクセーションを組み合わせたプログラムを用いて解決のヒントを学び、実践することで効果を得る記入式ワークブック。

発行：星和書店　http://www.seiwa-pb.co.jp　価格は本体(税別)です

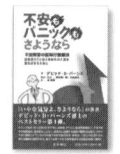